KB274909

누구나 치매에 걸린다

누구나 치매에 걸린다

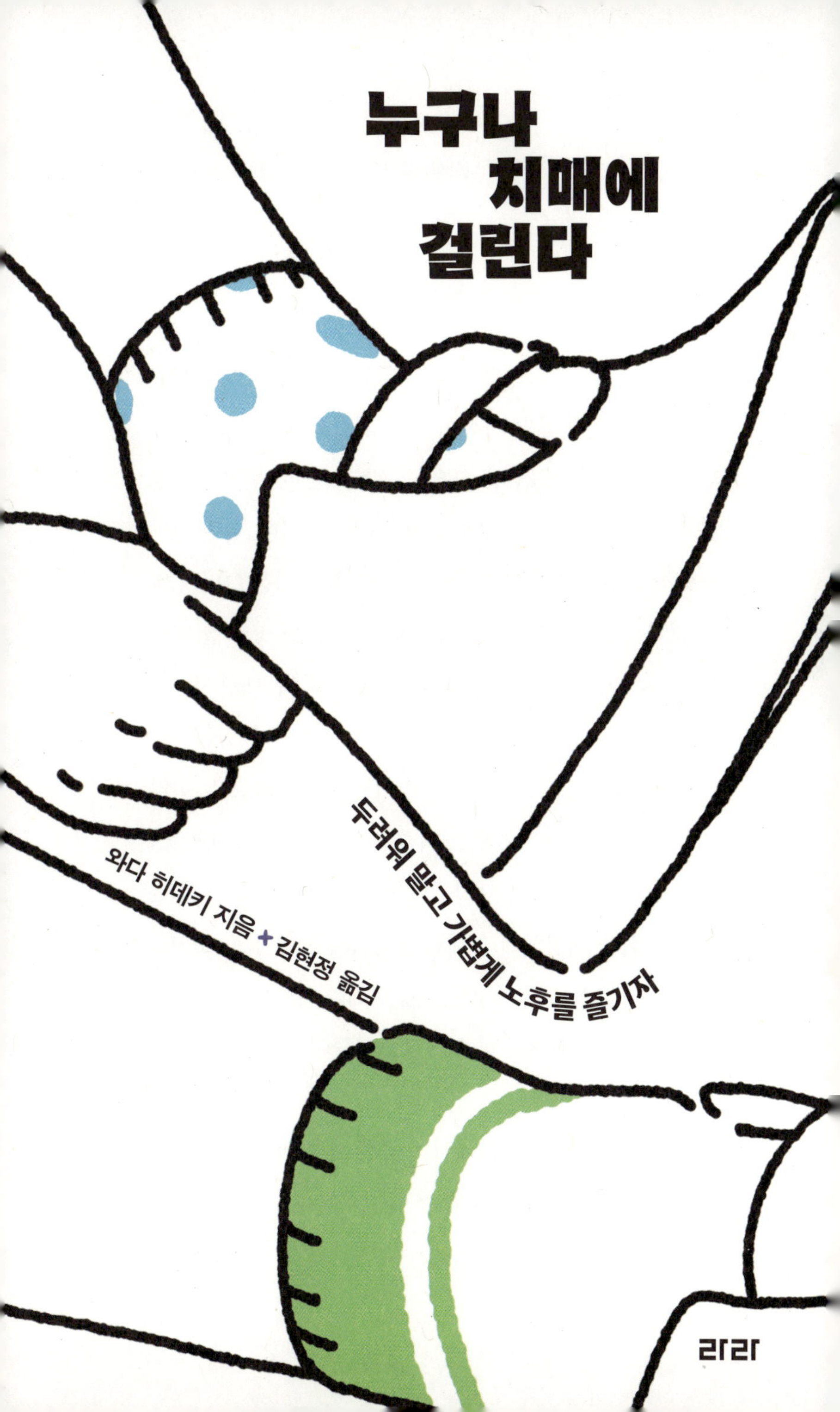
누구나
치매에
걸린다
두려워 말고 기쁘게 노후를 즐기자
와다 히데키 지음 + 김현정 옮김
라라

의사라는 직업은 여전히 인기 있는 직업이다. 안정적인 수입을 얻을 수 있고 자신이 병에 걸렸을 때 인맥을 통해 좋은 의사에게 치료받을 수 있는 확률도 높다. 무엇보다 병을 치료하거나 생명을 구하는 보람 있는 일이다. 다만 나는 노인성 질환을 선택한 탓에 병을 완치한 경험은 그다지 많지 않다. 그 대신 어떻게 하면 치료되지 않는 병과 잘 지낼 수 있는지에 대한 지혜를 얻을 수 있었다. 이 책은 치매에 대해 제대로 알고 어떻게 하면 치매와 잘 지낼 수 있는지를 주제로 삼았다. 많은 사람이 "치매만큼은 걸리고 싶지 않다", "치매에 걸리는 것만은 피하고 싶다"라고 말한다. "치매에 걸리면 안락사를 택하겠다"는 극단적인 경우도 있다. 이런 인식을 개선하기 위해서는 국가의 노력이 필요하다. 치매에 대한 올바른 지식과 깊은 이해를 바탕으로 치매 환자와 더불어 살아가는 공존 사회를 만들어야 한다.

2024년 1월 1일, 일본에서는 공생 사회 실현을 위한 치매 기본법이 시행되었다. 제8조에는 다음과 같이 명시되어 있다. '국민은 치매에 대한 올바른 지식과 치매 환자에 대한 이해를 심화함으로써 공생 사회 실현에 기여할 수 있도록 노력해야 한다.' 하지만 치매 관련 기본법이 시행되었다고 해서 실제로 실천하는 것은 쉽지 않다. 여기서 '올바른 지식과 이해'에 대해 말해 두고 싶은 점이 있다. 치매는 갑자기 아무것도 못 하게 되거나 주위에 피해를 주는 병이 아니다. 원래 모습이 그대로 유지되면서 가벼운 증상부터 서서히 진행되는 병이다. 이 책에서도 소개하겠지만 증상이 가볍다면 충분히 자신의 업무를 이행할 수 있다. 더군다나 이전까지 해오던 일을 최대한 계속해야 치매 진행을 늦추는 데 도움이 된다. 만약 대통령이 치매인 경우에도 증상이 가볍다면 임무를 수행할 수 있다. 당연히 운전도 가능하다. 큰 사고를 일으킨 적 없는 치매 환자를 위험하다고 단정짓고 운전면허를 박탈한다면 환자의 상태는 오히려 악화될 수 있다. 치매 환자를 필요 이상으로 무능하다고 판단하지 않고 함께 살아가는 것이 치매 환자와 사회 모두에 도움 된다.

또한 치매는 불행한 병이 아니다. 나는 3천 명 이상의 치매 환자를 진료해 왔다. 이 질환의 신기한 점은 증상이 심해질수록 여러 가지 일을 잊고 신경 쓰지 않게 되어서인지 자주 웃고 행복해 보이는 사람이 많다는 것이다. 이러한 내용을 『노인이 된다는 것自分が高齢になるということ』에 썼더

니 요양 관련 종사자라고 밝힌 독자가 아마존 리뷰에 "예외적으로 그런 사람을 본 적은 있다"고 남긴 적이 있다. 물론 치매에 걸렸다고 해서 뭐든 기분 좋게 받아들이는 것은 아니다. 맞으면 아파서 울고 괴로운 표정을 짓는다. 어쩌면 이런 리뷰를 작성한 사람이 일하는 시설은 학대가 당연하게 이루어지는 곳일지도 모른다. 시설에서 치매 환자의 기저귀를 교환할 때 억지로 속옷을 벗긴다는 느낌을 받아서 심하게 저항하는 사례도 적지 않다. 다만 이들조차도 몇 시간 정도 지나면 무슨 일이 있었는지 까맣게 잊고 싱글벙글 웃는 모습을 보이기도 한다.

내가 노인 정신과 전문의가 되어 특히 다행이라고 생각하는 점은, 치매는 일종의 노화 현상이라는 것과 결국엔 행복해질 수 있는 병이라는 것을 알게 되었다는 것이다. 덕분에 치매에 걸리는 것이 무섭지 않게 되었다. 오히려 내가 치매에 걸렸을 때 어떻게 하면 좋을지에 대해 생각할 수 있게 되었다. 이 책에는 치매에 대한 올바른 지식과 이해를 돕기 위해 치매 환자를 진료하면서 느끼고 알게 된 내용을 담았다. 그리고 치매라는 병은 두려워할 만큼 특별한 병이 아니라 누구에게나 찾아올 수 있는 노화 현상이기 때문에 치매에 걸릴 수도 있다는 것을 염두에 두었으면 한다. 기억력이 예전과 같지 않거나 머리가 나빠진 것 같더라도 "누

구나 치매에 걸리니까"하고 웃어넘길 수 있다면 노후의 불
안도 한결 가벼워질 것이다. 이 책을 통해 자신 또는 부모
님의 노후가 조금이라도 편해지길 바란다.

구나 치매에 걸리니까"하고 웃어넘길 수 있다면 노후의 불
안도 한결 가벼워질 것이다. 이 책을 통해 자신 또는 부모
님의 노후가 조금이라도 편해지길 바란다.

3장 치매에 현명하게 대처하는 방법
속박을 벗고 자유로운 사고로 나아가다

4장 치매에 걸려도 행복한 사람의 생활 습관
전두엽을 자극해 뇌의 노화를 늦춘다

5장 치매는 행복했던 삶을 마무리하는 또 하나의 과정이다
뇌는 행복이 기본값. 치매에 걸려도 행복할 수 있다

1장　누구나 치매에 걸린다

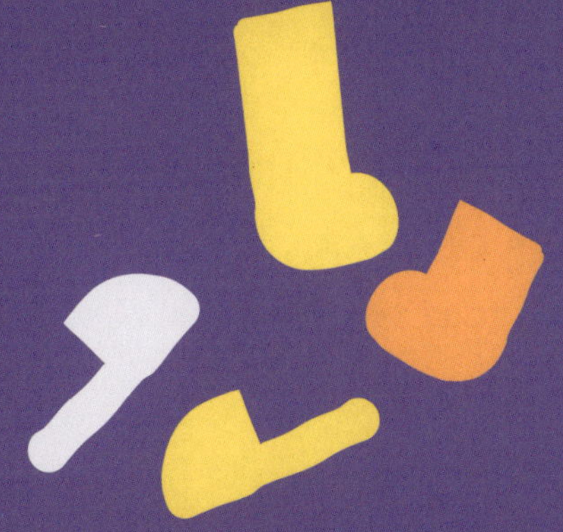

인간은 태어난 순간부터 계속
한 사람의 인생을 이어간다.
치매에 걸렸다고 해서 어제까지의
자신이 사라지는 것은 아니다.

인간은 태어난 순간부터 계속
한 사람의 인생을 이어간다.
치매에 걸렸다고 해서 어제까지의
자신이 사라지는 것은 아니다.

치매 진단을 받았을 때 해야 할 일

'노화 현상이 또 하나 늘었네. 나이를 먹었으니 어쩔 수 없지'

만약 내가 치매 진단을 받는다면 담담히 받아들이고 망설임 없이 요양 보험을 이용해 주간보호서비스를 받을 것이다. 나는 35년 넘게 노인 정신과 전문의로 일하고 있다. 그래서 치매에 걸리더라도 진료는 계속하고 싶다. 주간보호서비스를 통해 몸과 머리를 적극적으로 사용해 치매 진행 속도를 최대한 늦추고, 예전과 같은 생활을 유지하면서 평소처럼 의욕적으로 살아가고 싶다. 실제로 의사나 변호사, 정치인처럼 정년이 없는 직업에 종사하는 사람 중 치매에 걸린 사람이 적지 않다. 하지만 오랜 시간에 걸쳐 축적된 지식과 기술은 치매에 걸렸다고 해서 단번에 사라지지 않는다. 오랫동안 해온 일이라면 치매에 걸려도 계속해서 할 수 있다.

치매에 걸리면 운전면허는 박탈될 수 있지만 의사면허는 박탈되지 않는다. 나는 치매에 걸려도 진료를 계속할 수 있다는 것을 이 책을 통해 증명하고 싶다. 일본의 치매 연구 일인자인 하세가와 가즈오 선생은 80대 후반에 치매를 앓게 되었지만 오히려 이를 계기로 치매 환자이기 때문에 가능한 활동을 시작했다. 그는 전국 각지를 돌며 치매는 불행이 아니다라는 주제로 강연했다. 자신의 모습을 있는 그대로 보여 주고 치매에 대한 많은 오해를 풀어 나갔다.

하세가와 선생은 치매에 걸린 후 특히 '계속'이라는 표현을 자주 사용했다. 인간은 태어난 순간부터 계속 한 사람의 인생을 이어간다. 치매에 걸렸다고 해서 어제까지의 자신이 사라지는 것은 아니다. 즉 치매에 걸렸다고 해서 완전히 다른 인격이 되는 것은 아니다. 인격이 바뀌지 않는다면 나 또한 노인 정신과 전문의로서 치매에 대해 가졌던 초심을 잊어버릴 가능성은 적다.

설령 내가 치매에 걸린다 해도 치매에 대한 오해를 바로잡고 싶다거나, 실제 모습을 알리고 싶다는 마음은 변하지 않을 것이다. 따라서 나는 치매에 걸리면 오히려 그 사실을 활용해 이전과 마찬가지로 책이나 SNS를 통해 계속해서 목소리를 내고 하세가와 선생처럼 치매 환자이기 때문에 할 수 있는 진정성 있는 강연 활동을 하고 싶다.

6천 명 이상의 고령자를
진료한 후 내린 결론

치매만큼 오해받는 병은 없는 것 같다. 여전히 많은 사람이 치매에 걸리면 인생이 끝난다고 생각하지만 이는 명백한 오해다. 치매는 진행성 질환으로 초기부터 중기를 거쳐 말기에 이르게 된다. 보통 초기 2~3년, 중기 3~5년, 말기 3~5년의 단계를 거친다. 물론 개인차가 큰 질환이라서 어디까지나 평균이라고 생각해야 한다. 치매 초기부터 중기 전반까지는 대부분의 일상 생활이 가능하다. 치매에 걸렸다고 해서 절대 인생이 끝나는 것은 아니다. 안타깝게도 현대 의학으로 치매를 완치할 수는 없지만 발현을 늦추거나 진행 속도를 늦추는 것은 충분히 가능하다. 그 방법에 대해서는 뒤에서 자세히 설명하겠다. 중요한 것은 치매를 안고 살아가면서도 원래 모습 그대로 즐거운 삶을 이어갈 수 있으며 실제 그런 사람들이 매우 많다는 것이다.

나는 노인 정신과 전문의이자 영화감독 그리고 온라인 학습 기업의 대표로 활동하고 있다. 1986년『시험에 강한 아이에게 매력적인 책試験に強い子がひきつる本』을 출간하며 작가로 데뷔한 이후 지금까지 9백 권 이상의 책을 집필하였다. 2022년에 출간한『80세의 벽』은 50만 부 이상 판매

되며 베스트셀러가 되었고 이후 출판 의뢰가 쇄도하였다. 그에 힘입어 고령자를 대상으로 한 책들을 이어서 출간하였고 최근 2년간 100권 이상의 책을 펴냈다.

나는 조건만 맞는다면 기본적으로 집필 요청을 거절하지 않는 것이 작가로서의 자세라고 생각한다. 다작이라는 비판도 있지만 오히려 다양한 분야에 호기심을 갖고 시야를 넓힐 수 있는 기회로 여긴다. 따라서 가능하다면 저술 활동을 계속하고 싶다. 그리고 나 역시 언젠가 치매를 겪게 될 수도 있기에 구술필기 방식으로라도 작가로서의 활동을 계속할 생각이다. 죽기 전에는 지금까지의 기록을 뛰어넘는 또 한 권의 베스트셀러를 내는 것이 목표이며, 영화감독으로서도 사후에 관객이 다시 찾는 작품을 남기고 싶다.

오래 살면 누구나 치매에 걸릴 가능성이 있다. 치매에 걸리지 않기 위해 노력하기보다 치매에 걸릴 것을 전제로 살아간다면 막연한 두려움을 줄일 수 있고 다양한 노화 현상에도 미리 대비할 수 있다. 오랫동안 수많은 고령자를 진료해 온 결과 치매를 받아들일 각오와 그에 대한 준비만큼 중요한 것은 없다는 결론에 이르렀다. 나는 1960년생으로 아직 고령자는 아니지만 치매에 걸리더라도 하고 싶은 일을 계속할 수 있도록 미리 준비해 둘 것이다.

치매에 걸려도 최소한의 준비만 해두면 할 수 있는 일은 많다

나는 현재 도쿄의 아파트에서 혼자 살고 있다. 그렇지만 만약 치매에 걸리더라도 가능하면 지금처럼 집에서 생활하고 싶다. 최근에는 행정 지원이 확대되어 요양 서비스든 재택 의료든 요청하면 상담도 받을 수 있고 정기적으로 방문 요양 서비스도 제공받을 수 있다. 물론 치매가 진행되면 서서히 할 수 없는 일들이 많아지기 때문에 요양 시설에 들어가는 것도 고려하고 있다. 만약 규정이 느슨한 요양원이 있다면 그곳에서 생활하고 싶다. 24시간 내내 입소자를 감시하거나 건강에 좋다는 이유로 음식을 강요하는 시설이 아닌, 외출이 자유롭고 혈압이 높거나 당뇨병이 있어도 자신이 좋아하는 음식을 먹을 수 있는 그런 자유로운 공간에서 지내고 싶다.

애당초 사람은 저마다 삶의 방식이 다르기 때문에 다양한 종류의 요양원이 마련되어야 한다. 하지만 대부분의 시설은 건강 제일주의라는 강박 관념에 사로잡혀 몸에 좋다는 획일적인 식사만 제공한다. 염분을 줄이고 싶지 않은 사람도 있고 술을 마시고 싶은 사람도 있지만 그들에게 선택권이 거의 없다. 수명 단축에 대해 요양원이 책임지지 않는다는 합의가 선행된다면 괜찮겠지만 그런 합의가 이뤄지는 곳은 많지 않다.

　그러므로 치매 증상이 가벼울 때 미리 여러 요양원을 직접 체험해 보면서 여러 가지를 확인해 보는 것이 좋다. 음식이 맛있는지 규칙이 엄격하지는 않은지 직원이 친절한지 이상한 사람인지 또는 나와 맞지 않는지를 꼼꼼히 확인한 후 자신에게 맞는 곳을 찾는 것이 중요하다. 지금은 요양원에 들어가더라도 자주 외출하겠다고 생각할 수 있다. 그러나 치매는 점점 조용해지는 경향이 있어 병이 진행되면 자연스럽게 외출이 줄어들 가능성이 크다.

　치매 증상이 심해지면 자신을 돌보는 사람이 누구인지조차 알아보지 못하게 된다. 만약 요양 전문가가 아닌 환자의 가족이 돌보는 경우 환자가 직원과 가족을 구분하지 못하기 때문에 가족들은 인정없는 노력과 고생을 베풀어야 한다. 그러므로 요양 전문가가 있는 요양 전문 시설에 입소하는 것이 가족은 물론 본인에게도 가장 편하게 지낼 방법일 수 있다.

　따라서 치매 증상이 가벼울 때 인생의 마지막 거처가 될 요양원 입소를 위한 자금을 미리 마련하고 자신에게 맞는 시설을 찾아 사전에 입소 시기를 정해두는 것이 중요하다. 이처럼 최소한의 준비를 잘 해둔다면 남은 인생은 걱정 없이 즐기기만 하면 된다. 좋아하는 일을 하고 좋아하는 라면을 먹고 좋아하는 와인을 마시자. 치매에 걸리든 걸리지 않든 하고 싶은 일을 하지 못하고 즐기지 못한다면 아무리 오래 살아도 삶의 보람을 느낄 수 없을 것이다.

85세의 40%, 95세의 80%가 치매,
누구나 치매에 걸린다

현재 일본에는 치매 진단을 받은 사람이 약 6백 만 명에 이른다. 이는 일본 인구의 5% 정도로 20명 중 1명에 해당한다. 연령 별로 보면 60세 치매 환자 중 지적 저하가 나타나는 사람은 1%도 채 되지 않는다. 하지만 70세가 되면 2%로 늘어나고, 75세엔 6%, 80세 10%, 85세 40%, 90세 60%, 95세가 되면 80%가 치매 진단을 받는다. 이로써 90대가 되면 치매에 걸리는 것이 일반적이라고 할 수 있다.

치매는 장수와 함께 따라오는 존재다. 고령화가 진행되어 오래 사는 사람이 많아질수록 치매 환자도 자연스럽게 증가할 수밖에 없다. 일본 정부는 2025년이면 치매 환자가 약 730만 명에 이를 거라고 추산한다. 노인 5명 중 1명이 치매를 앓게 된다는 뜻이다. 2050년에는 1,016만 명으로 증가할 전망으로 고령자 4명 중 1명 이상이 치매를 앓게 된다. 이처럼 머지않아 치매는 매우 흔한 질환이 될 것이다.

내가 근무했던 도쿄의 노인 전문 종합 병원인 요쿠후카이병원에서는 매년 약 100명의 고령자 사망자에 대해 부검을 실시했다. 그 결과 85세 이상 환자 중 뇌에 알츠하이머형 변성이 없는 경우는 단 한 명도 없었다. 이는 치매가 주로 노화에 따른 뇌의 변성으로 인해 발생한다는 것을 의미하며 나이가 들수록 치매 발병 확률이 높아질 수밖에 없다는 사실을 뒷받침한다. 결국 뇌의 변성이라는 노화 현상은 누구도 피할 수 없다는 것이다. 단지 증상이 나타나는지의 차이만 있을 뿐이다.

35년 동안 3천 명 이상의 치매 환자를 진료한 후 내린 결론은 치매는 병이 아니라 오래 살면 누구나 겪을 수 있는 노화 현상 중 하나라는 것이다. 즉 치매는 일부만 겪는 일이 아니라 장수 사회라면 누구나 치매에 걸릴 수 있다.

치매는 불행의 시작이 아니라
또 다른 평온의 시작이다

치매에 대한 흔한 오해 중 하나는 치매에 걸리면 아무것도 하지 못하게 된다는 것이다. 그러나 보다 정확히 말하자면, 치매는 서서히 할 수 없는 일이 늘어나는 병이다. 두 번째 오해는 치매가 곧 불행이라는 인식이다. 하지만 치매 증상이 진행된다고 해서 반드시 불행으로 이어지는 것은 아니다. 오히려 단순해진 생활 속에서 의외의 평온과 행복을 경험할 수도 있다.

치매는 진행성 질환임에도 불구하고 다른 병들과 달리 증상이 심화될수록 표정이 부드러워지고 웃는 일이 많아진다. 상대방의 말을 정확히 이해하지 못하더라도 대화를 나누는 것 자체에서 즐거움을 느끼는 경우가 많다. 학대가 없다는 전제하에 치매는 증상이 악화되더라도 우울해지기보다는 점점 더 평온하고 행복해지는 경향을 보인다. 이와 같은 이야기를 하면 "본인은 행복할지 몰라도 가족은 지옥일 것"이라며 반박하는 이들이 있다. 치매 환자가 망상이나 배회 같은 문제 행동을 한다는 인식 때문이다. 그러나 이 역시 사실과 다르다. 현재 일본의 치매 환자 수는 약 600만 명으로 인구 20명 중 1명꼴이다. 만일 이들 대부분이 문제 행동

으로 인해 배회한다면, 도쿄 시부야의 스크램블 교차로는
마비 상태에 빠졌을 것이다.

　실제로 배회, 망상, 환각, 변실금, 폭언, 폭력 등 이른바
문제 행동을 보이는 치매 환자는 전체의 10%도 되지 않는
다. 나머지 90% 이상은 주변에 큰 부담을 주지 않는다. 다
만 치매가 진행되면 일상 생활이 점차 어려워지므로 주변
에서 옷을 입히거나 목욕, 식사 등을 돕는 일이 필요해진
다. 이는 분명 간단하지 않은 일이다. 그러나 모든 치매 환
자가 가족의 전적인 돌봄을 필요로 하는 것은 아니다. 실제
로 혼자 생활하는 치매 환자도 적지 않다. 부모가 치매에
걸렸다고 해서 곧바로 가족이 상주하며 간병해야 한다고
생각할 필요는 없다. 요양 보험 같은 제도를 활용하면 간병
의 부담을 나눌 수 있고 그로써 혼자 생활을 이어가는 것도
충분히 가능하다.

　결국 누구나 오래 살면 치매에 걸릴 가능성이 커진다. 하
지만 정보 부족으로 인해 많은 이들이 치매를 과도하게 두
려워하고 그 때문에 누릴 수 있는 삶의 기회를 스스로 제한
하고 있다. 100세 시대가 도래한 지금 치매를 제대로 이해
하는 것은 남은 삶을 즐기기 위한 필수 조건이다.

나이가 많아질수록
발병률이 높은 알츠하이머형치매

치매는 정상적으로 발달한 인지기능이 알 수 없는 원인으로 저하되어 일상 생활에 지장을 초래하는 상태를 말한다. 이러한 상태는 알츠하이머병 등으로 인한 뇌의 변성이나 뇌출혈, 뇌경색으로 신경 세포가 사멸하면서 발생한다. 안타깝게도 현대 의학으로는 변성된 뇌를 원래 상태로 되돌리는 것이 불가능하다.

뇌의 변성을 전문적으로 말하면 신경 세포 감소, 대뇌 위축, 신경 네트워크 감소, 신경 세포 내 신경 원섬유의 변화 등을 말한다. 치매는 원인에 따라 여러 가지로 분류할 수 있다. 일본에서는 알츠하이머형치매, 혈관성치매, 루이소체치매, 전두측두형치매 이 네 가지로 분류된다. 그중에서도 알츠하이머형치매는 전체 치매 환자의 약 70%를 차지하는 가장 흔한 유형으로 나이가 들수록 발병률이 증가한다. 이 치매는 뇌에 아밀로이드 베타 단백질 등 불필요한 단백질이 쌓이고 신경 세포가 변성되어 서서히 사멸하면서 발생한다. 뇌에 나타나는 이러한 단백질 침착을 노인반이라 부른다.

네 가지 주요 치매의 원인과 증상

알츠하이머형치매

원인	뇌에 특수한 단백질 덩어리가 축적되고 정상 신경 세포가 서서히 감소한다. 치매 원인의 약70%를 차지한다.
증상	기억 장애가 시작되고 증상이 점점 심해진다. 기억 결손을 보완하기 위해 이야기를 지어내고 피해망상이나 배회 등의 문제 행동을 일으킨다.

혈관성치매

원인	뇌경색이나 뇌출혈, 지주막하출혈 등 뇌졸중에 의한 뇌 손상이 원인으로, 발작이 계기가 되어 발병한다. 치매의 20%에 해당한다.
증상	손상을 입은 뇌 부위에 따라 증상이 다르다. 기억 장애, 의욕 저하, 우울증, 욱하는 등 성격 변화가 두드러지게 나타난다.

루이소체치매

원인	뇌에 루이소체라고 하는 단백질 덩어리가 생긴다. 50세 전후의 초로기에 많이 나타나며 알츠하이머형과 동시에 발병하는 경우도 있다.
증상	헛것이 보이거나 그림자가 사람으로 보이는 등 환시가 나타난다. 손 떨림이나 근육 경직 증상의 파킨슨병이 발병하거나 우울증도 나타난다.

전두측두형치매

원인	사고를 담당하는 전두엽, 언어를 이해하는 측두엽이 변성, 위축된다. 80%의 신경세포에 '픽구'라고하는 덩어리가 생긴다.
증상	자발성이 줄고 고집이 세지며 쉽게 화를 내는 등 성격 변화가 두드러진다. 실어증이나 근력 저하 증상도 나타나며 대부분 초로기에 발병한다.

치매는 노화 현상의 하나로 천천히 진행되며 개인차도 크다

다음은 알츠하이머형 치매의 주요 증상이다.

의욕 저하

외출을 꺼리고 옷차림이나 외모에 신경 쓰지 않게 된다. 좋아했던 활동이나 취미 생활을 귀찮아한다.

기억 장애

같은 말이나 질문을 반복한다. 약속을 잊거나 약 복용, 문 잠그는 것 등을 깜빡한다. 정리해 둔 물건의 위치를 기억하지 못하는 경우가 많다.

주의력 장애

집중력과 주의력이 저하되며 복잡한 행동을 수행하지 못하게 된다.

소재식장애

현재 시각이나 위치를 인지하지 못한다. 계절에 맞는 옷을 고르지 못하고 가족이나 친구를 알아보지 못하게 된다.

실행기능장애

이전에는 가능했던 집안일이나 업무를 하지 못한다. 전자제품, 스마트폰, 카드 등의 사용법을 모른다.

앞에서 설명했듯이 사람에 따라 진행 속도는 다르지만, 일반적으로 치매는 초기, 중기, 말기로 구분할 수 있다.

누구나 치매에 걸린다

초기(경도)

반복적으로 같은 말을 하거나 질문을 하는 등 새로운 내용을 잘 기억하지 못한다. 지능은 거의 그대로라서 일상 생활에 큰 지장은 없다. 일을 계속할 수 있는 경우도 많다.

중기(중등도)

현재 시각이나 위치를 알 수 없게 되고 오래된 기억도 서서히 사라진다. 배회와 같은 문제 행동이 시작되기도 한다. 지능도 조금씩 저하되지만, 간병이나 돌봄 등 도움을 받으면 대부분 일상 생활이 가능하다.

말기(중증)

가족의 얼굴을 알아보지 못하게 되며 대화도 할 수 없게 된다. 일상적으로 실금 증상이 나타나며 더 진행되면 누워서 생활해야 한다.

치매는 노화 현상의 하나로 천천히 진행된다. 오늘 당장 치매가 발병하더라도 수년간은 일상 생활에 큰 변화 없이 지낼 수 있다. 심지어 아주 서서히 진행되기 때문에 주변 사람조차 쉽게 알아채지 못하기도 한다. 초기에는 논리력이나 사고력이 비교적 잘 유지되어 본인만 '요즘 좀 이상한데?'라고 느끼는 경우가 많다. 방금 들은 내용을 잊거나 물건을 어디에 두었는지 기억하지 못해 자주 찾게 되는 등 새로운 정보를 기억하는 데 어려움이 생기지만 일상 생활에 큰 지장을 주지는 않는다. 비밀번호처럼 오래된 기억을 잊는 증상은 치매가 상당히 진행되기 전까지는 잘 나타나

지 않는다. 따라서 현금카드를 사용하지 못할까 걱정할 필
요도 없다. 또 갑자기 가족의 얼굴을 알아보지 못하는 일도
거의 없다.

치매 환자라고 해서 모두 배회하거나 망상, 환각, 실금,
폭언, 폭력 등의 문제 행동을 보이는 것은 아니다. 이러한
증상이 전혀 없는 사람도 있고 증상이 나타났다 금방 괜찮
아지는 경우도 있다. 치매는 노화 현상 중 하나로 개인차가
크다. 환자가 처한 환경, 주변 사람들의 반응, 환자의 대응
방식에 따라 증상은 크게 달라질 수 있다.

근본적인 치료법은 없지만 늦추거나 완화할 수는 있다

치매를 완치할 수 있는 치료법은 없지만 치매 진단을 받았다고 해서 절망할 필요는 없다. 치매는 직접적으로 생명을 위협하는 병이 아니며 어떻게 대응하느냐에 따라 증상을 완화하거나 진행을 늦출 수 있다. 나와 같은 정신과 의사나 주치의는 치료가 가능한 증상에 대해 최선을 다해 치료에 임한다. 예를 들어 환각이나 망상은 약물로 진정시킬 수 있고 배회나 폭언, 폭력 등의 증상은 가족이나 보호자의 적절한 대처와 대응에 따라 증상이 호전되기도 한다. 따라서 각 증상에 맞는 약을 투약하거나, 가족에게 "이럴 때는 좀 더 친절하게 대하면 증상이 가라앉을 수 있습니다"라고 조언하기도 한다.

배회 증상이 심할 경우 약물로 자유 의지를 억제할 수 없기 때문에 일정 기간 요양 시설에서 생활하거나 입원하는 것이 현명한 방법일 수 있다. 내가 진료한 치매 환자는 가족과 함께 내원하는 경우가 많았다. 앞서 설명했듯이 치매는 기본적으로 의욕이 저하되고 점점 조용해지는 병이다. 집안일을 하지 않게 되거나 외출을 꺼리며 집에서 조용히 지내는 일이 많아지는데, 이러한 변화를 단순히 나이가 들어서 그런 것이라고 여겨 방치하다가 어느 날 갑자기 치매를 의심하게 된다.

　고령의 어머니와 함께 사는 아들이 어머니로부터 "오랜만에 왔구나!"라는 말을 듣고 당황해 병원을 찾았지만 이미 치매가 꽤 진행된 상태였던 경우도 있었다. 반면 저녁 메뉴를 묻는 말에 이미 답을 했는데도 10분 후 저녁 메뉴를 다시 묻는 일을 반복하는 사례도 있었다. 하지만 비교적 증상이 가벼운 초기 단계에 병원을 찾게 되는 경우도 있다. 치매 초기에는 본인이 최근에 뭔가 이상하다고 느끼는 경우가 꽤 많으며 물건을 자주 잃어버리는 것이 걱정되어 환자 본인이 스스로 병원을 찾는 사례도 적지 않다.

건망증은 걱정하지 않아도 된다

치매는 보통 건망증에서 시작된다. 기억 장애는 크게 입력 장애와 출력 장애로 나뉘는데 초기 치매에서 주로 나타나는 것은 새로운 정보를 받아들이는 능력이 떨어지는 입력 장애다. 이 경우 본인은 오늘 날짜를 알고 있다고 생각하지만 실제로는 기억하지 못한다. 증상이 심해지면 약속을 깜빡 잊는 수준이 아니라 약속한 사실 자체를 잊게 된다. 심한 경우 어젯밤에 무엇을 먹었는지도 기억하지 못하고 식사 했다는 사실조차 인식하지 못한다.

이처럼 기억이 입력되지 않으면 건망증이라는 자각도 없어지고 같은 질문을 반복하게 된다. 그런데 40대에서 60대 사이에 나타나는 건망증은 '어, 뭐라고 했더라', '그거 있잖아, 그거'처럼 고유명사가 잘 떠오르지 않는 경우가 많다. 얼굴은 분명히 아는데 이름이 생각나지 않는 식이다. 예를 들어 뉴스에서 젤렌스키 대통령 얼굴을 보고 '이 사람 이름이 뭐더라'하다가 옆에서 누군가 "젤렌스키"라고 말하면 곧바로 기억이 돌아오는 식이다. 이는 치매에서 나타나는 건망증과는 다르며 힌트를 통해 이름을 떠올리는 것은 입력된 정보를 출력하지 못하는 출력 장애에 해당한다.

출력 장애는 스트레스가 쌓이거나 지나치게 많은 정보가 입력되었을 때도 나타날 수 있다. 중장년 층은 다양한 분야의 정보를 기억하고 있어 바로 떠오르지 않는 경우가 많으며 이는 이상한 일이 아니다. 입력 장애 없이 출력 장애만 있다면 크게 걱정할 필요는 없다. 오히려 '치매면 어떡하지'하고 불안해하거나 기억하지 못한 일에 집착하면 스트레스로 인해 출력 장애가 더 악화될 수 있다.

치매에 대한 불안이
오히려 치매 발병을 앞당긴다

일상 생활에 지장을 주는 정도는 아니지만 방치할 경우 치매로 진행될 수 있는 상태를 경도인지장애MCI =Mild Cognitive Impairment 라고 한다. 고령자의 약 13%가 경도인지장애를 가지고 있으며 약 400만 명에 이를 것으로 추정된다. 이 중 약 50%는 5년 이내에 치매로 발전하는 것으로 알려져 있다. 그러나 이 시기에 약물 치료와 예방 활동을 시작하면 진행을 늦추거나 일시적으로 증상이 개선되기도 하며 정상으로 되돌아가기도 한다. 일본 국립장수의료연구센터에서 경도 인지 장애가 있는 고령자를 4년간 추적 조사한 연구에 따르면 약 46%의 인지 기능이 정상으로 회복되었다고 한다.

많은 고령자를 진료한 결과 경도인지장애 단계에서 '이러다 치매가 되는 건 아닐까'하는 비관적인 생각과 불안에 사로잡히는 것이 건강에 가장 좋지 않았다. 예를 들어 안경이나 스마트폰을 어디에 뒀는지 기억나지 않거나 가벼운 건망증이 반복되면 가족들은 걱정되는 마음에 "치매 아니야?", "병원 가봐야 하는 거 아니야?"라고 말할 수 있다.

하지만 이런 상황에서 이 같은 말을 반복적으로 듣게 되면 본인은 "잠깐 까먹은 거 가지고 치매 취급하지 마"라며 불쾌감을 드러내게 된다.

이후 점차 말수가 줄어들고 대화에 소극적으로 변하게 된다. 무심코 말을 꺼냈다가 "그 얘기 아까도 했잖아", "그걸 또 잊었어?"와 같은 반응을 듣느니 차라리 말하지 않는 편이 낫다고 느끼기 때문이다. 가족에게 마음을 닫고 점점 숨어버리게 되면 주변 세계에 대한 흥미와 호기심도 사라지게 된다. 이로 인해 뇌는 외부 자극을 받지 못하고 결과적으로 뇌의 노화는 더욱 빠르게 진행된다.

결국 경도 인지 장애는 본인이 이를 어떻게 받아들이느냐에 따라 치매로의 진행 여부가 달라질 수 있다. 최악의 경우 비관적 사고와 불안이 깊어지면서 기분 저하로 이어져 우울증으로 발전할 위험도 있다. 고령자의 우울증은 자살과 직접적으로 연결될 수 있기 때문에 각별한 주의가 필요하다. 실제로 일본 경찰청이 발표한 2022년 자살 통계에 따르면, 해당 연도 자살자 21,881명 중 60세 이상은 8,249명으로 집계되었다.

치매보다 더 위험하지만
간과하기 쉬운 노인성 우울증

과거 나는 환자의 자살이라는 충격적인 경험을 한 적이 있다. 20대 후반 도쿄 요쿠후카이병원에 근무하던 시절이었다. 당시 한 고령 여성 환자가 중병에 걸렸다고 확신하며 극심한 불안을 호소해 입원하게 되었는데 이는 정신 질환의 일종인 심기증^{건강 염려증}으로 진단되었다. 환자는 일차적으로 상태가 호전되어 퇴원했으나 얼마 지나지 않아 다시 입원하게 되었다. 해당 환자의 주치의가 된 나는 이전과 같은 치료 방식을 선택하였다.

하지만 입원 후 얼마 지나지 않아 환자가 병동 내에서 스스로 목숨을 끊었다. 호출을 받고 현장에 도착한 나는 직접 시신을 내리는 일을 겪게 되었다. 그 순간은 말로 형언하기 어려울 만큼 큰 충격이었다. 의료인으로서의 자신감이 무너졌고 의사의 길을 포기하고 싶다는 생각까지 들었다. 이후 병원 내 반성회에서 선배들의 조언을 들으며 고령자 우울증의 위험성과 그 무서움을 뼈저리게 깨달았다. 특히 고령자의 경우 우울증을 절대로 가볍게 여겨서는 안 된다는 사실을 이 사건을 통해 깊이 인식하게 되었다.

우울증의 전체 유병률은 약 3%이지만, 65세 이상에서는 약 5%로 높아진다. 실제로 70대 전반까지는 치매보다 우울증이 더 흔하게 나타나는 질환이다. 그러나 고령자의 경우 기력이 없거나 식욕이 떨어지는 등의 증상이 단순한 노화로 오인되어 주변 사람들이 신경 쓰지 않거나 치매로 잘못 진단되어 적절한 치료를 받지 못하는 경우가 많다.

고령자의 우울증은 나이가 많아질수록 세로토닌과 같은 신경전달물질이 감소하여 우울 증상이 나타나는 경우가 많기 때문에 세로토닌 재흡수 억제제와 같은 약물 치료가 효과를 보이는 경우가 있다. 실제로 내가 진료했던 환자 중 남편과 자녀를 모두 먼저 떠나보내고 본인도 뇌경색 후유증으로 인해 반신 거동이 불편했던 한 노부인이 있었다. 그분은 오랜 기간 우울증을 앓았고 더 이상 나아지지 않으리라 여겼다. 그러나 항우울제 치료를 시작하자 놀랄 만큼 표정이 밝아지고 웃음을 되찾았으며 주간보호서비스를 이용해 스스로 보행 연습까지 하게 되었다.

이처럼 우울증은 약물 치료를 통해 극적인 호전을 보일 수 있기 때문에 치매로 오진 받아 회복의 기회를 놓치는 것만큼 비극적인 일은 없다. 더 큰 비극은 증상이 진행될수록 오히려 표정이 부드러워지고 밝아지는 경우가 많은 치매와는 달리 우울증은 치료하지 않으면 기분이 더욱 가라앉아 인생이 훨씬 어둡고 무의미하게 느껴진다는 점이다.

따라서 치매처럼 보이는 증상이 있다 하더라도 반드시 우울증의 가능성을 염두에 두어야 한다. 두 질환은 의외로 비교적 명확하게 구분할 수 있다. 치매는 증상이 언제부터 시작되었는지를 명확히 특정하기 어려운 경우가 많은 반면 우울증은 봄부터, 퇴직 이후부터 등 비교적 뚜렷한 시점을 떠올릴 수 있다. 우울증을 방치하면 증상이 악화될 뿐 아니라 일상 생활이나 인간관계 전반에도 악영향을 미친다. 심한 경우 자살로 이어질 위험도 있다. 따라서 조기 발견과 치료가 무엇보다 중요하다. 초고령 사회를 살아가는 지금, 의사는 우울증이 의심되는 고령자에게 적극적으로 약물 치료를 고려해야 한다.

치매를 노화 현상으로
받아들이면 인생이 편해진다

치매는 결코 불행한 병이 아니다. 일정한 연령대에 이르면 누구나 겪을 수 있는 노화의 한 과정일 뿐이다. 치매를 자연스러운 노화 현상 중 하나로 받아들일 때 비로소 남은 삶을 더욱 충만하게 살아갈 수 있다. 나는 치매 진단을 받고도 밝고 행복하게 살아가는 고령자들을 많이 만나왔다. 치매라는 조건 속에서도 씩씩하게 일상을 살아내는 이들도 결코 적지 않다.

실제로 치매에는 일종의 힘이 있다. 예를 들어 과도한 겸손이나 지나친 배려가 점차 사라진다는 점이다. 치매에 걸린 뒤 '남에게 피해를 주면 안 된다', '걱정을 끼쳐서는 안 된다', '무엇이든 제대로 해야 한다'는 식의 압박에서 해방되는 고령자들을 종종 보았다. 그런 생각들이 점차 옅어지며 오히려 본래의 모습 그대로 살아갈 수 있는 자유를 얻게 되는 것이다. 물론 이것은 치매를 있는 그대로 받아들일 준비가 되어 있을 때 가능한 일이다.

반대로 치매에 대해 충분한 이해가 없으면 '치매에 걸려서까지 오래 살고 싶지 않다', '치매에 걸리면 인생은 끝이다'라는 생각에 사로잡히기 쉽다. 실제로 치매 진단을 받은 순간 절망에 빠지게 되는 경우도 많고 가족들 또한 환자의 의지를 고려하지 않은 채 지나친 제한과 통제를 가하게 된다. 그러나 치매 진단 이후에도 할 수 있는 일은 얼마든지 있다. 그럼에도 불구하고 진단을 받는 순간 모든 가능성이 단절된 것처럼 여겨지는 것이 현실이다. 다시 강조하지만 치매는 뇌의 노화로 인해 발생하는 상태이며 현재의 의학으로는 완전한 예방이 불가능하다. 그렇기에 치매를 부정하거나 두려워하기보다 누구나 장수하면 겪을 수 있는 자연스러운 변화로 받아들이는 자세가 중요하다.

치매에 걸리면 누구나 다양한 변화를 경험하게 된다. 이 변화를 긍정적으로 받아들일 수 있다면 오히려 새로운 인생의 가능성이 열리기도 한다. 누구나 치매에 걸릴 수 있다는 생각은 결국 뇌의 노화를 늦추기 위한 일상의 습관으로 이어지게 된다. 이는 뇌뿐만 아니라 신체와 정서의 건강을 유지하며 노후를 더욱 즐겁게 살아가는 데 도움이 된다. 치매에 걸리든 그렇지 않든 그것을 하나의 노화 현상으로 받아들이는 순간 인생은 또 다른 긍정의 국면을 맞이하게 된다.

치매 진단에 당황하지 않아도 되는 이유

　치매를 조기에 발견하려면 임상 경험이 풍부한 전문의를 찾아 진료받고 초기 징후를 놓치지 않는 것이 무엇보다 중요하다. 그리고 치매 진단을 받았을 경우 "나이가 들었으니 어쩔 수 없다"는 식으로 담담히 받아들이는 태도 또한 필요하다. 그다음에는 증상의 진행을 늦추기 위한 노력을 기울이고 가능한 한 기분 좋게 살아가는 데 집중해야 한다. 치매에 익숙해지고 나면 이전과는 다르더라도 나름의 방식으로 삶의 즐거움을 이어갈 수 있다.

　치매 진단을 받았다고 해서 당황하거나 두려워할 필요도 없다. 증상이 경미하고 일상 생활에 큰 지장이 없더라도 의사들은 대부분 치매 진단을 내린다. 이러한 판단에는 두 가지 중요한 이유가 있다. 첫째는 치매를 조기에 발견하고 치료를 일찍 시작할수록 진행 속도를 늦출 수 있기 때문이다. 둘째는 조기 진단을 통해 요양 보험 서비스를 이용할 수 있다는 것이다. 예를 들어 일본의 경우 경도 치매 판정을 받은 환자라도 가장 낮은 등급인 '요지원要支援 1' 즉 일상 생활에 부분적인 지원이 필요한 단계로 인정되어 주 2회 주간보호서비스를 이용할 수 있다.

주간보호서비스에서는 몸과 머리를 사용하는 활동은 물론 다양한 사람들과의 대화도 가능하다. 이러한 활동은 뇌를 자극해 치매 진행을 늦추는 데 도움이 된다. 실제로 내 경험상 주간보호서비스에서 많은 사람과 활발히 교류하는 환자들은 치매 진행 속도가 느려지는 경향을 보였고 반대로 다른 사람과의 교류를 꺼리는 환자들은 증상이 더 빠르게 악화하는 경우가 많았다.

치매 조기 발견의 장점과 단점

1996년에 『노인을 죽이지 마! 老人を殺すな!』라는 책을 출간했을 때는 치매를 노망이라 부르던 시기였다. 나는 그 책에 "노망은 진단이 늦으면 늦을수록 좋다"고 적었는데 이는 치매라는 진단을 서두르기 보다는 가능한 한 이전과 같은 생활을 유지하는 것이 오히려 도움이 된다는 의미였다. 당시에는 요양 보험 제도도 없었고 노망이라고 진단을 받으면 가족이나 주변 사람들이 환자를 집에만 있게 하거나 일을 그만두게 하는 경우가 많았다. 특히 도쿄에서는 이러한 반응이 일반적이었다. 이러한 상황 때문에 눈치 빠른 의사는 "노망일 수도 있고 아닐 수도 있지만 뇌가 조금 노화된 것 같기는 하네요"라는 모호한 표현을 사용해 진단을 피하고 가능한 한 기존 생활을 유지할 것을 조언했다.

치매 진단을 받았다고 해서 갑자기 아무것도 못하게 되는 것은 아니다. 잔존 기능이라고 해서 익숙한 일들은 치매에 걸린 이후에도 계속할 수 있는 것이 많다. 치매 환자에게 중요한 것은 뇌를 지속적으로 사용하며 잔존 기능을 최대한 활용하는 것이다. 치매의 조기 발견과 조기 치료는 주간보호서비스 이용이나 뇌를 자극하는 생활 습관을 실천할 때 더욱 의미가 있다.

그런데 치매라는 사실을 알게 되면 주변에서 일이나 손자 돌봄, 운전 등을 못하게 하여 오히려 증상이 악화하는 경우가 많다. 원래 치매에 걸리면 의욕이 떨어지고 외출할 기력도 약해져 집에 머무는 시간이 길어지는데 여기에 이동 수단까지 제한되면 더욱 외출하지 않게 되어 증상이 더 빨리 진행된다. 심지어 치매가 아닌 사람이라도 운전면허가 취소되어 집에만 있게 되면 노화가 급격히 진행되어 치매에 걸릴 수 있다.

치매 전문의도 치매는 피할 수 없다

앞서 소개한 정신과 의사 하세가와 가즈오 선생은 2021년 92세로 세상을 떠났다. 하세가와 선생은 생전 치매 조기 진단에 널리 쓰이는 '하세가와식'이라고 불리는 검사 지표를 개발했으며 모멸적인 표현이던 노망을 치매_{일본명 인지증} _{認知症} 로 바꾸는 데 앞장섰다. 또한 환자를 존중하며 케어하는 개인 맞춤형 돌봄 보급에도 크게 기여했다.

그러나 치매 전문의인 하세가와 선생조차도 치매에 걸리는 것만큼은 피할 수 없었다. 그는 88세에 치매 진단 사실을 밝히고, '나이를 먹었으니 어쩔 수 없다'며 치매를 인정한 후 치매에 대해 알리기 위한 강연 활동을 시작했다. 그는 신문 인터뷰와 저서 『나는 이제야 치매를 알게 되었다ボクはやっと認知症のことがわかった』에서도 밝혔듯이 치매는 고정된 상태가 아니라 좋은 상태와 나쁜 상태가 반복된다고 설명했다.

즉 치매 환자는 상태가 좋을 때도 있고 그렇지 않을 때도 있다. 일반적으로 아침에는 비교적 상태가 좋지만 오후 한 시 이후부터는 피로가 누적되어 자신이 어디에 있는지 무엇을 하고 있는지조차 인지하기 어려워진다. 특히 저녁부터 밤 시간대는 피곤한 상태에서도 식사나 목욕 등 정해진 일이 많아 이를 겨우 마친 후 잠자리에 들고 다음 날 아침이 되면 다시 머리가 맑아지는 경향이 있다.

하세가와 선생도 컨디션이 좋을 때는 대화와 상담이 가능해서 컨디션에 따라 신체 능력이 이토록 차이가 날 줄 몰랐다며 놀라워했다. 치매는 갑작스럽게 지능이나 성격이 완전히 변하는 병이 아니라 서서히 능력이 저하되며 중기까지는 잔존 기능이 유지된다. 조기에 치매를 발견하면 주간보호서비스를 통해 진행을 늦출 수 있으며 실제로 하세가와 선생도 오랜 기간 강연과 인터뷰에서 논리정연하게 자신의 생각을 전달할 수 있었다.

또 그는 본인이 직접 주간보호서비스를 이용하며 치매 환자들에게도 이를 적극 권장했다. 일반적으로 사회적 지위가 높은 사람들은 주변의 시선을 의식해 거부하는데 선생님은 그러지 않았다는 점에서 더욱 존경할 만하다. 실제로 이용한 결과도 긍정적이었다는 결론을 내렸다. 특히 입욕 서비스는 상쾌하고 기분이 좋아서 "황제가 된 듯한 기분"이라고 말할 정도였으며 무엇보다도 직원들이 이용자와 활발하게 소통하고 교류하는 모습에 감탄하며 주간보호서비스의 중요성을 다시금 실감했다고 한다.

그는 강연과 저서 활동 외에도 어릴 때부터 치매를 깊이 이해하는 것이 중요하다고 판단하여 치매 관련 그림책도 제작했다. 오랫동안 노인정신의학에 헌신하며 치매에 대한 올바른 지식을 축적해 만년을 풍요롭게 보냈다. 하세가와 선생은 치매에 대한 올바른 이해가 치매 진단 이후의 삶을 어떻게 바꿀 수 있는지를 몸소 보여 주었다.

2장

치매에 걸려도
할 수 있는 일은 많다

노인은 지금까지 일하고 세금을 내며
사회에 이바지해 온 존재다.
누구나 살아오면서 사회로부터
도움 받아왔기에 인생의 마지막에는
당당히 도움 받을 권리가 있다.

치매와의 만남,
처음엔 그저 무서운 병인 줄 알았다

내가 노인 의학의 세계에 발을 들이게 된 것은 25살 때 도쿄대 의학부 부속병원의 노인과에서 인턴으로 일하면서였다. 돌이켜보면 그 당시의 의료는 노인 의료라고 하기 어려운 수준이었다. 1986년 당시 노인과 입원 환자의 평균 연령은 71~72세로 도쿄대학병원의 전체 입원 환자 평균 연령 68세보다 다소 높은 수준이었다. 치매 환자 수가 많지 않았지만 병원을 찾는 이들 중에는 치매 증상이 상당히 진행된 경우가 많았다. 환자들의 가족은 환자의 욕설이나 거친 행동 등으로 인해 큰 고통을 겪어야 했다.

이후 나는 신경내과 인턴을 거쳐 국립미토병원 신경내과와 응급의료센터에서 레지던트로 근무하게 되었다. 그곳에서는 보기 드문 형태의 치매 환자를 주로 진료했다. 예를 들어 뇌의 대뇌기저핵이나 뇌간, 소뇌 등의 신경세포가 감소해 자세를 바로 잡지 못하고 자주 넘어지거나 아래를 보기 어렵거나 말하기 힘들어지는 PSP진행성 핵상마비와 같은 난치성 신경 질환에 의한 치매가 그중 하나였다. 또는 뇌혈관장애로 인해 대화가 완전히 불가능해진 환자들도 많았다. 반면 자연스러운 노화로 인한 일반적인 치매 환자는 많지 않았다. 처음 의사로서 일을 시작했을 당시만 해도 나는 치매를 무섭고 피하고 싶은 병이라고 생각했다. 하지만 1988년 고령자 전문 병원인 요쿠후카이병원에 근무하게 되면서 치매에 대한 나의 인식은 완전히 달라지게 되었다.

노인 전문 병원에서 알게 된
치매의 실상

당시 요쿠후카이병원의 입원 환자 평균 연령은 약 85세였다. 이들 중 다수는 노화로 인해 서서히 일상 기능이 저하된 치매 환자였다. 요쿠후카이병원은 일본 최초의 노인 전문 종합병원으로, 간토 대지진 이후 자립이 어려운 노인을 위한 구호 시설에서 출발했다. 병원에는 가족이 없는 노인들이 생활하며 생을 마무리할 수 있도록 지원하는 요양 센터도 있었다.

당시 입원 병동에는 배회나 고성 등 문제 행동을 보이는 환자들이 많았지만 요양 센터에는 치매 초기 단계이거나 증상이 서서히 진행되는 환자들이 대부분이었다. 이들을 진료하면서 치매에 대해 조금씩 알게 되었고 이전까지 접했던 치매 환자들의 증상은 일부에 불과한 무거운 편이었다는 사실을 알게 되었다. 이를 통해 치매가 실제보다 심각하게 오해받고 있다는 점을 인식하게 되었다.

요쿠후카이병원에서는 오랜 전통에 따라 매년 약 100건의 해부를 실시해왔다. 사망자의 약 50%를 대상으로 조사를 진행한 결과 85세 이상 노인의 뇌에서는 거의 예외 없이 알츠하이머형 병변이 발견되었다. 정도의 차이는 있지만 85세 이상이면 누구에게나 공통으로 나타나는 노화 현상이라는 사실이 밝혀졌다. 나이가 들면 피부에 주름이나 기미가 생기듯이 치매 역시 누구나 겪을 수 있는 자연스러운 뇌의 노화 현상이라고 할 수 있다. 치매는 장수와 함께 찾아오는 노화 현상 중 하나라는 인식을 갖는 것이 중요하다.

뇌의 노화는 전두엽에서 시작된다

요쿠후카이병원에서 다수의 고령자 뇌 CT 및 MRI 영상을 분석한 결과 뇌의 노화는 전두엽에서 시작된다는 사실이 확인되었다. 실제로 40대 무렵부터 전두엽이 점차 축소되기 시작한다는 사실을 뇌 연구자들 사이에서 일반적으로 알려져 있다. 하지만 1950년대까지는 전두엽이 뇌에서 가장 넓은 영역임에도 불구하고 그 기능이 명확하게 밝혀지지 않았었다. 이후 우연한 계기를 통해 전두엽의 역할이 드러나게 되었다. 구체적인 내용은 뒤에서 설명하기로 하고 먼저 전두엽의 역할에 대해 알아보자.

뇌의 대부분을 차지하는 대뇌는 전두엽, 두정엽, 측두엽, 후두엽으로 나뉜다. 이 중 전두엽은 이마 뒷부분부터 두정엽 근처에 이르는 부위로 대뇌의 약 40%를 차지한다. 전두엽은 사고, 창의성, 의욕, 집중력, 감정 조절, 커뮤니케이션, 변화에 대한 대응 등 다양한 기능을 담당하며 인간을 인간답게 만드는 데 중요한 역할을 하는 영역이다. 전두엽은 뇌 중에서도 가장 늦게 성숙하고 가장 빨리 노화가 시작되는 부위로 알려져 있다. 많은 고령자가 건망증이 심해졌다고 걱정하지만 실제로는 기억을 담당하는 해마보다 전두엽에서 먼저 노화가 진행된다.

노화 속도에는 개인차가 있으나 빠른 사람은 40대부터 영상 진단을 통해 전두엽 위축이 확인될 정도로 변화가 시작된다. 이 시기부터 창의성이나 의욕 저하가 서서히 나타난다. 그러나 이러한 변화는 매우 서서히 진행되기 때문에 본인도 쉽게 자각하기 어렵다. 50~60대에 들어서 본격적으로 전두엽 기능이 저하되기 시작하면 감정을 억제하는 능력도 함께 떨어진다.

감정 중에서도 특히 분노는 가장 강렬하고 조절하기 어려운 감정이며 일단 폭발하면 쉽게 진정되지 않는다. 편의점 계산대에서 "언제까지 기다려야 하냐"며 점원에게 화를 내거나 음식점에서 서비스에 불만을 느껴 "태도가 왜 이래"하고 목소리를 높이는 고령자의 모습을 종종 볼 수 있다. 최근에는 충동적으로 타인을 폭행해 체포되는 고령자 관련 뉴스도 있는데, 이러한 폭주 노인2000년대 중반 일본에서 노인 범죄가 폭증하여 만들어진 신조어으로 불리는 유형의 고령자들은 전두엽 위축이 상당히 진행되어 있을 가능성이 높다.

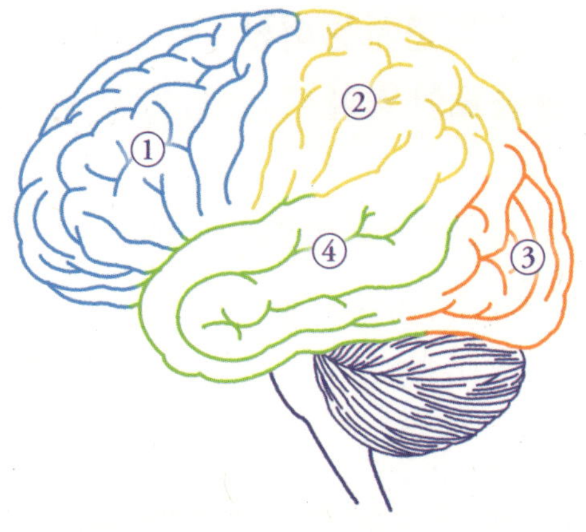

① 전두엽

사고, 이성, 창의성, 의욕, 집중력, 호기심, 감정 조절을 담당하며 인간을 인간답게 만드는 데 중요한 역할을 한다. 뇌의 노화를 늦추기 위해서는 전두엽을 자극하는 활동이 중요하다.

② 두정엽

지각, 감각, 공간 인식 등 신체 감각 정보를 처리하며 복잡한 동작이나 계산 기능도 담당한다.

③ 측두엽

청각과 감정과 관련된 영역으로 기억 중추를 관장하는 해마가 자리 잡고있다. 언어를 이해하고 음악을 해석하는 능력을 담당한다.

④ 후두엽

시각 정보를 인식하는 영역으로 색깔, 형태, 깊이 등 사물을 입체적으로 파악하는 기능을 한다.

악마의 수술 덕분에 밝혀진
전두엽의 중요한 역할

전두엽의 역할이 밝혀지게 된 배경에는 정신과 영역에서 금기시되던 부정적인 역사가 얽혀 있다. 그 시작은 1930년대로 거슬러 올라간다. 포르투갈의 정신과 의사인 에거스 모니스는 통합 실조증조현병에 대한 치료법으로 전두엽 일부를 절제하는 수술이 효과적이라고 주장했다. 이 수술이 바로 전두엽 절제술frontal lobectomy이다.

전두엽 일부를 제거하는 이 절제술은 처음에는 조현병의 흥분 증상을 거짓말처럼 사라지게 했다. 이 수술은 언어 능력이나 계산 능력 같은 지능에는 전혀 영향을 미치지 않는 획기적인 치료법으로 여겨졌다. 에거스 모니스는 그 공로를 인정받아 1949년 노벨 생리 의학상을 받았다. 그러나 시간이 지나면서 전두엽 절제술을 받은 환자들에게서 심각한 부작용이 드러났다. 감정 조절이 어렵고 흥분이 진정되지 않으며 무기력해지고 감동도 느끼지 못한 채 인간성을 상실하게 되는 문제점들이 드러난 것이다.

이 충격적인 사실은 소설과 영화의 소재로 다뤄졌다. 잭 니컬슨이 전두엽 절제술 후 폐인이 된 주인공을 연기한 영화《뻐꾸기 둥지 위로 날아간 새》밀로스 포먼 감독, 1975는 이 수술의 문제점을 대중에게 강렬히 각인시켰다. 결국 전두엽 절제술은 기적의 수술에서 악마의 수술로 전락하며 전 세계적으로 폐지되었다. 이후 에거스 모니스는 수술에 원한을 품은 환자에게 총격을 받아 반신불수로 살다가 생을 마감했다.

아이러니하게도 전두엽 절제술의 비극적인 결과는 전두엽의 주요 기능이 의욕과 감정 조절이라는 사실을 밝혀내는 계기가 되었다. 과거에도 사고로 전두엽이 손상된 환자에게서 유사한 증상이 보고 된 바 있었지만 수술을 받은 다수의 환자에게서 공통된 증상이 나타나면서 이 기능이 명확히 확인되었다.

이후 19세기 후반에서 20세기에 들어서면서 PET양전자방출 단층촬영, CT컴퓨터 단층촬영, MRI자기공명영상, MEG뇌자도, NIRS근적외선분광법 등 첨단 기술의 발전으로 뇌과학은 빠르게 진보했다. 특히 뇌 구조를 영상화하는 기술이 개발되면서 특정 행동 시 뇌 혈류의 활성 부위를 파악할 수 있게 되었다. 그 결과 패닉 상태에서는 전두엽 혈류가 급격히 줄고 전두엽이 제 기능을 못하면 감정 조절이 어렵다는 사실이 밝혀졌다.

전두엽이 위축되었다고 해서
반드시 지능 저하가 생기는 것은 아니다

　전두엽 기능이 저하되면 의욕 감소, 집중력 저하, 감정 조절 장애 등의 증상이 나타나지만, 지능 자체에는 영향을 미치지 않는다. 전두엽 절제술을 받은 환자들도 지능에는 전혀 손상이 없었던 것으로 보고되었다. 또한 요쿠후카이 병원에서도 전두엽 위축과 지능 저하 사이에는 관련이 없다는 사례가 다수 관찰되었다.

　치매 환자는 5분 전의 일은 잊어버릴 수 있지만 현재 상대방이 하는 말을 이해할 수 있어 대부분 정상적인 대화가 가능하다. 치매 초기 단계에서는 거의 모든 환자가 이전과 같은 수준의 대화가 가능하며 문장 작성이나 계산도 문제없이 수행할 수 있다. 바둑이나 장기를 능숙하게 두는 치매 환자도 많아서 오히려 이들의 명석함에 놀라는 경우도 있다. 이는 전두엽이나 기억력을 사용하지 않더라도 언어 이해를 담당하는 측두엽과 계산 능력을 담당하는 두정엽에서 정보 처리와 지적 활동이 가능하기 때문이다. 측두엽과 두정엽은 고령이 되어도 쉽게 퇴화하지 않기 때문에 기억력이 저하 되더라도 지능은 유지되는 경우가 많다.

어느 날 80대 후반의 한 남성이 병원을 방문했다. 그는 도쿄대학을 졸업한 뒤 대의원 비서로 일했으며 장례식 도중 화장실에 갔다가 길을 잃고 돌아오지 못해 가족이 걱정하여 내원한 경우였다. 그와 대화를 나누어보니 논리 정연하게 말할 수 있었다. 약간의 건망증만 있을 뿐이었다. 지능 검사 결과 그의 지능 지수는 무려 140에 달했다. 약 3년 후 그는 폐렴으로 세상을 떠났으나 직전까지도 길을 잃는 등의 가벼운 증상을 제외하면 일상적인 대화가 가능했고 지능 검사 점수도 110으로 평균 이상의 지능을 유지했다. 그런데 그의 뇌를 부검한 결과 놀랍게도 알츠하이머형 변화가 상당히 진행된 심각한 치매 상태였음이 확인되었다.

또 다른 사례로 80대가 되었는데도 활발하게 활동하던 정치인이 있었다. 그는 사고가 유연하고 젊은 사람들이 주변에 모여드는 인물이었지만 뇌 CT 결과 전두엽 위축이 상당히 진행된 상태였다. 그런데도 대중 앞에서 훌륭한 연설을 하고 지지자들과 소통하며 다양한 의견을 주고받는 모습을 보였다. 이처럼 원래 지능이 높은 사람은 치매에 걸리더라도 초기에는 고도의 지적 작업이 가능하다. 기본적인 사고능력이 있기 때문에 새로운 일정이나 결정 사항에 대해 비서나 보좌관이 적절히 관리해 주면 약속을 잊지 않고 준비된 연설 원고도 잘 읽을 수 있다.

학자나 변호사처럼 지적 직업에 종사하는 사람 중에서도 치매를 앓고 있었던 경우가 있다. 이는 자신의 전문 분야나 오랫동안 지속해 온 학습 내용은 치매에 걸려도 쉽게 잊히지 않기 때문이다.

증상이 가볍다면
대통령도 임무를 수행할 수 있다

치매는 진행성 질환이기 때문에 발병 후 시간이 경과함에 따라 증상이 점점 심해진다. 앞서 설명했듯이 많은 사람이 떠올리는 사람 얼굴도 못 알아보고 대화도 불가능한 상태는 이미 병이 상당히 진행된 후에 나타나는 모습이다. 개인의 성격이나 삶의 방식에 따라 병의 진행 속도는 다르며 다른 사람과 제대로 된 소통이 불가능해지는 상태가 되기까지는 치매 발병 후 최소 5년 이상의 시간이 필요하다.

예전에 일본의 한 유력 정치인이 "일본의 쌀을 중국에 팔면 7만 8천 엔에 팔 수 있고 일본에서는 1만 6천 엔에 팔 수 있다. 7만 8천 엔과 1만 6천 엔* 중 어느 것이 비싼지는 알츠하이머 환자도 알 수 있다"라고 말해 논란을 일으킨 바 있다. 그러나 실제로 알츠하이머병은 증상이 가벼운 단계라면 오히려 이 정치인보다 더 똑똑할 수도 있으며 반대로 증상이 심해지면 7만 8천 엔과 1만 6천 엔 중 어느 쪽이 더 비싼지도 판단할 수 없게 되는 병이다.

치매는 일단 발병하면 증상이 서서히 진행된다. 처음에

---

* 100엔은 약 1,000원, 1만 엔은 약 10만 원이다 (2025년 9월 기준).

는 말하는 것이 어려워지고 결국엔 가족의 얼굴도 알아보지 못하게 되는 질환이다. 하지만 치매 초기 단계라면 충분히 일상 생활이 가능하다. 이전과 같은 생활을 지속하는 사람들도 결코 적지 않다. 미국의 레이건 전 대통령은 퇴임 후 약 5년이 지난 뒤 본인이 알츠하이머형치매에 걸린 사실을 고백했다. 당시 대화에 지장이 있었던 점을 고려하면 재임 중에도 이미 기억 장애 정도는 시작되었을 가능성이 있다. 그럼에도 그는 높은 수준의 공무를 수행할 수 있었다.

비슷한 정도로 뇌가 위축되거나 변성이 심화했더라도 어떤 사람은 증상이 거의 없기도 하고 어떤 사람은 심한 증상을 보이기도 한다. 이는 머리를 얼마나 사용하는가에 따라 달라질 수 있다. 레이건 전 대통령이나 영국의 마거릿 대처 전 총리처럼 지적인 직무에 종사한 사람은 치매에 걸려도 증상이 천천히 발현될 가능성이 있다. 그러나 그러한 직업에 종사하지 않는다면 더 빨리 치매가 발병하고 진행될 위험이 크다. 나는 보통 발병 후 환자들만 보아왔기 때문에 뇌를 많이 쓰는 사람이 치매에 걸리지 않는다고 단정할 수는 없다. 하지만 치매가 발병한 이후 뇌를 많이 사용하는 사람은 그렇지 않은 사람에 비해 진행 속도가 느리다는 점은 오랜 임상 경험을 통해 실감하고 있다.

가시마의 환자들이 도쿄의 환자들보다 진행 속도가 느린 이유

나는 도쿄 스기나미구에 있는 요쿠후카이병원 외에 이바라키현 가시마시의 병원에서도 정기적으로 치매 환자를 진료한 적이 있다. 그때 요쿠후카이병원의 환자들에 비해 가시마시 환자들의 치매 진행 속도가 느리다는 사실을 발견했다. 당시는 치매를 노망났다고 할 정도로 편견이 심한 시기였다. 스기나미구는 부유층이 많은 지역이라 요쿠후카이병원 환자들은 치매를 창피한 것으로 인식하는 경향이 강했다. 환자의 가족들도 괜히 밖에 나갔다 차 사고가 날 수 있다는 이유로 환자들의 외출에 부정적이었다. 그때도 주간보호서비스가 있었지만 많은 환자가 하루 종일 아무것도 하지 않은 채 집에 머물렀기 때문에 이용률이 낮았다. 이러한 생활 방식은 치매 진행을 빠르게 만들었다.

반면 가시마시의 치매 환자들은 비교적 생활이 자유로웠다. 도쿄에 비해 교통량이 훨씬 적었고 환자가 외출 중 길을 잃더라도 근처 주민이 발견해 집까지 데려다주었다. 또 요쿠후카이병원 환자들은 대부분 퇴직한 직장인이나 전업 주부였던 반면 가시마시 환자들은 농업이나 어업에 종사한 이들이 많아서 치매 진단 후에도 일을 돕는 등 활동을 계속하는 경우가 많았다. 나는 "일을 계속해도 되느냐"는 환자들의 질문에 늘 "괜찮다"고 답했고 가시마에서는 그 말대로 평소 생활을 지속하는 것이 일반적이었다.

몇 년간 가시마 병원에서 진료하면서 느낀 점은 치매 환자라도 최대한 평소 생활을 유지할 때 치매 진행 속도가 확실히 느려진다는 것이다. 그리고 중요한 점은 지역 사회 안에서 치매 노인이 일상적으로 생활할 수 있는 환경이 조성되어야 한다는 것이다. 이는 치매 진행을 늦추는 데 있어 결정적인 요소라고 할 수 있다.

바퀴벌레 궁궐일지라도
혼자 끈질기게 살아가다

보건소 요청으로 근처 고령자들에 대한 민원을 해결하기 위해 왕진을 다닌 적 있었다. 예를 들어 "할아버지가 항상 밖을 돌아 다닌다", "혼자 사는 할머니 집이 쓰레기 집 같아 냄새가 심하다"는 불만이 접수되면 해당 고령자를 직접 찾아가 진단하는 식이었다. 그중 한 사례로 80대 여성이 혼자 사는 집을 방문한 적이 있었다. 현관에 들어서자마자 코를 찌르는 악취가 심하게 풍기고 바퀴벌레를 포함한 벌레들이 마룻바닥을 기어다니고 있었다. 그 여성은 매일 편의점 도시락으로 끼니를 때우고 쓰레기를 그대로 방치하고 있었다. 어쩌면 그 남은 음식을 먹었는지도 모르겠다. 목욕도 하지 않아 몸에서도 냄새가 났다. 인간이 이러한 상황에서도 살 수 있다는 데 놀라지 않을 수 없었다.

나는 바퀴벌레를 무척 싫어해 집에 한 마리만 나와도 도망 다니며 훈연제를 피우고 호텔에서 잘 정도인데 그 여성은 바퀴벌레 따위는 전혀 개의치 않고 살아갔다. 바퀴벌레가 병원체를 옮기지는 않으니 단순히 불쾌하기만 할 뿐이지만 치매에 걸리면 그 불쾌함조차도 신경 쓰지 않게 되는 것 같다. 이 사례는 치매가 진행되었더라도 의외로 혼자 살아갈 수 있으며 삶에 대한 의지나 생존 본능은 여전히 남아 있다는 사실을 보여준다. 청소나 목욕은 하지 않는다는 점에서 가사를 할 마음은 털끝만큼도 없지만 배가 고프면 편의점에 간다. 물건을 훔칠 생각이 아니라 제대로 돈을 지불하고 도시락을 사 온다. 이는 생존 본능이 강하게 남아있다는 증거라고 할 수 있다.

생존 본능은 마지막 순간까지 남아 있다

치매 증상이 진행되면 가족들은 환자가 혼자 외출하다 교통사고를 당할 가능성을 우려한다. 그러나 실제로 사고가 발생할 확률은 매우 낮다. 지금까지 3천 명 이상의 치매 환자를 진료하였으나 교통사고를 당한 사례는 단 한 차례도 없었다. 치매 환자는 오히려 일반인보다 자동차를 더 두려워하는 경향이 있다. 이는 위험을 회피하려는 동물적인 생존 본능이 작용하기 때문으로 보인다. 실제로 누군가에게 맞거나 발로 차일 상황에서도 순간적으로 몸을 피하는 반응을 보이는 경우가 많다.

또한 치매 증상이 심화되면 모든 사람에게 경어를 사용하는 특징이 나타난다. 이는 불필요한 갈등을 피하고 맞을 위험을 줄이기 위한 본능적인 행동으로 해석할 수 있다. 실제 사례로 평소 아들에게 반말을 사용하던 환자가 어느 날부터 경어를 쓰기 시작해 가족들이 이상하게 여긴 끝에 병원을 찾았고, 그 결과 치매 진단을 받은 경우가 있었다. 또 다른 사례로는 전직 장관이었던 환자가 치매 초기에는 병원 직원이 화장실을 안내한 방식에 무례함을 느끼고 화를 냈으나 증상이 진행되면서 모든 사람에게 예의를 갖추게 되었고 오히려 인간관계가 원만해지는 변화를 겪기도 했다.

치매가 상당히 진행되어도 생명 유지 본능은 남아있다. 배회 증상이 있는 환자가 도로에 나갔을 경우 운전자가 상대방이 부딪쳐 왔다고 주장할 수는 있으나 실제로 그런 상황이 발생할 가능성은 크지 않다. 아무리 치매 증상이 심해지더라도 자동차가 가까이 다가오면 반사적으로 몸을 피한다. 스스로 위험에 처하는 행동을 하지는 않으며 위험을 감지하고 회피하는 본능은 오랫동안 유지된다. 삶을 통해 축적된 기억과 경험은 점차 희미해지지만, 생존을 위한 본능은 마지막까지 남아 있을 수 있다.

정말 행복한지는 본인만 알 수 있다

혼자 지내며 바퀴벌레와 공생하던 80대 여성은 겉보기에는 스스로 생활이 가능한 듯 보였지만, 여러 가지 사정을 고려한 끝에 '중증 치매로 혼자 지내기 어렵다'는 진단을 내렸고 결국 그녀는 특별 간병 요양 센터에 입소했다. 당시에는 버블 경기 이후에도 공공 보조금이 충분히 제공되었기 때문에 특별 간병 요양 센터, 특히 도쿄의 관련 센터들은 시설과 케어 수준이 매우 뛰어났다.

현재는 요양 보험 제도의 시행으로 특별 간병 요양 센터는 사회복지법인이나 지방공공단체가 운영하고 있다. 환자 1인당 월 수입은 요양 보험에서 지급되는 26~27만 엔과 환자가 개인적으로 부담하는 식비, 기저귀 비용 등을 합쳐도 40만 엔에 불과하다. 그러나 당시 도쿄에서는 침대당 50~60만 엔의 보조금이 지급되었고 센터 건물 역시 민간 운영 유료 요양원보다 우수했다. 그런 시설에서 생활했기에 외관상으로는 분명히 풍요롭고 안정된 삶을 누리는 듯 보였을 것이다.

훌륭한 시설에서 요양 센터 직원이 하루 세 번 식사를 챙겨 주고 목욕 등의 지원을 받으며 전보다 훨씬 청결하고 풍

요로운 생활이 가능했을 것이다. 그러나 바퀴벌레가 기어
다니는 쓰레기 집에서는 더 자유롭게 생활할 수 있다. 어떤
간섭도 받지 않고 원하는 시간에 일어나고, 배가 고프면 도
시락을 사러 가는 등 자유로운 시간을 보낼 수 있다. 할머
니에게 그런 자유가 사라졌다는 점에서 과연 그것이 좋은
일인지에 대한 판단은 오직 본인만 할 수 있을 것이다.

북유럽 국가들은 요양 관련 복지는 잘 갖추어져 있지만
고령자 의료는 제대로 이뤄지지 않는 경우가 많다. 누워 지
내는 고령자가 식욕을 잃으면 삶의 의지가 없다고 판단하
고 더 이상의 치료를 시행하지 않는 경우도 있다. 반면 미
국은 노인 의료 시스템이 잘 갖춰져 있어 고령자가 음식을
거부할 경우 심리 케어를 포함해 여러 명의 의사와 간호사
가 팀을 이뤄 다양한 진료를 제공한다. 다만 이는 부유층에
국한된 이야기이며 일반인은 공적 보험인 메디케어를 통
해 제한된 치료만 받을 수 있어 고령에 노쇠한 상태로 오래
살기 어렵다.

이에 비해 일본은 비교적 간섭이 많은 나라다. 누구든 음
식을 섭취하지 않으면 먼저 링거를 놓아 탈수 증상을 개선
하고, 원인이 폐렴일 경우에는 폐렴에 효과적인 항생제를
투여하는 등 적극적인 치료를 제공한다. 환자의 경제적 상

황과 상관 없이 삶을 지속시키는 의료를 지원해 왔으며 이
는 본인의 의지와 상관없이 복지라는 이름으로 무리하게
생명을 연장해 온 측면도 있다. 이러한 방식이 좋은지 나쁜
지에 대해서는 오직 환자 본인만이 판단할 수 있을 것이다.

요양 보험 제도가 가져다준 변화

오늘날에는 치매에 걸리더라도 요양 보험을 활용해 혼자 생활하는 경우가 많다. 실제로 일상 생활이 어려운 중증 치매 환자의 약 90%는 요양 서비스를 받으며 주변에 큰 피해를 주지 않고 지낼 수 있는 것으로 나타났다.

2000년 4월 일본에서 요양 보험 제도가 시행되면서 치매 환자와 그 가족의 삶에는 커다란 변화가 찾아왔다. 과거에는 고령자의 간병이 각 가정의 책임으로 여겨졌으나 이 제도의 도입으로 사회 전체가 간병의 책임을 나누는 체계가 마련되었다. 그 결과 간병이 필요한 고령자의 자립을 돕고 가족의 부담을 줄일 수 있게 되었다. 그러나 치매 관련 정책은 비교적 늦게 마련되었다. 일본은 1970년에 65세 이상 인구 비율이 7%를 넘으며 고령화 사회에 진입했지만 당시 치매는 노망이라는 용어로 불리며, 시설 입소 전까지는 가정에서 돌보는 것이 일반적이었다. 노망이라는 표현에서 알 수 있듯이 당시 치매 환자들은 하나의 인격체로 존중받지 못하는 경우가 많았다.

1972년 아리요시 사와코의 소설 『황홀한 사람』청미, 2021이 베스트셀러가 되고 영화화되면서 치매에 대한 사회적 관심이 높아졌다. 그러나 정부 차원의 본격적인 대응은 1986년에 들어서야 시작되었다. 후생 노동성은 노망성 노인 대책 추진 본부를 설치해 치매 문제에 대응하기 시작했다. 당시 고령자의 재택 간병은 주로 부인이나 며느리, 딸이 담당했지만 핵가족화와 간병인의 고령화로 인해 점차 어려워졌다. 특히 여성의 사회 진출이 증가하면서 재택 간병과 직장 생활을 병행하는 데 한계가 드러났다.

이후 고령화율이 계속 상승하고 간병으로 인한 이직이 사회 문제가 되자 요양의 사회화를 목표로 요양 보험 제도가 마련되었다. 요양 보험은 40세 이상 국민이 보험료를 납부하고 원칙적으로 65세 이상으로 요양이 필요하다고 인정된 사람에게 요양 서비스를 제공하는 제도이다. 주요 서비스에는 특별 간병 요양 센터와 같은 시설 서비스, 방문 간병 등의 재택 서비스, 그리고 복지시설에 다니며 간병 서비스를 받는 주간보호서비스 등이 포함된다.

주간보호서비스는 이용자가 낮 시간 동안 시설에서 식사, 입욕, 재활 훈련, 레크리에이션 등을 제공받는 서비스로 보통 오전 8시 30분쯤 차량으로 출발하여 오후 5시경 귀가하는 일정으로 운영된다. 이 서비스는 가족의 간병 부담을 줄이는 동시에 환자의 치매 진행을 억제하는 데에도 효과적인 것으로 평가된다. 실제로 과거에는 시골 지역에서 생활하는 환자들의 치매 진행 속도가 도시 지역보다 느린 경향이 있었지만, 요양 보험 제도 시행 이후 도시에서도 환자의 진행 속도가 완화되는 경향이 나타났다.

한편, 1999년에는 세계 최초의 알츠하이머형 치매 치료제인 아리셉트가 출시되었고, 2023년에는 새로운 약물인 레카네맙이 일본에서 약사 승인을 받아 보험 적용을 받게 되었다. 레카네맙은 기존의 4종 치료제와는 달리 치매의 주요 원인 중 하나로 알려진 아밀로이드 베타를 줄여 신경 세포의 사멸을 억제하는 기전으로 작용하며 증상의 진행을 늦추는 데 효과가 있을 것으로 기대되었다. 그러나 치매의 원인은 아밀로이드만으로 단정할 수 없으며 개인적으로는 약물보다는 주간보호서비스와 같은 비약물적 치료, 즉 머리를 사용하는 활동이 더 효과적일 수 있다고 판단하고 있다.

요양 보험 제도가 시작되면서 생긴 또 하나의 놀라운 변화는 노화에 따른 건망증과 치매를 구분해 조기 발견 및 치료를 목표로 한 건망증 외래가 신설 되었다는 점이다. 이전까지는 증상이 꽤 심해질 때까지 병원을 찾지 않는 경우가 많았으나 이제는 증상이 가벼운 단계에서부터 병원을 방문하고 주간보호서비스를 이용함으로써 더욱 효과적인 관리가 가능해졌다. 또 2004년에는 기존의 노망이라는 병명이 잘못된 인식을 초래한다는 이유로 치매로 공식 변경되었다. 제도 시행 초기 149만 명이던 요양 보험 이용자는 2023년 3월 기준 597만 명으로 약 4배 이상 증가하며 요양이 필요한 고령자에게 없어서는 안 될 제도로 자리 잡게 되었다.

치매를 주제로 영화를 만든 이유

　노인 정신과를 진료하게 되면서 삶에 대한 인식과 인생관에도 큰 변화가 찾아왔다. 많은 고령자들을 접하면서, 관리직이나 직위에 집착하는 일이 얼마나 무의미한지를 절감하게 되었고 결국 37세에 병원의 상근 의사직을 내려놓았다. 이에 대한 자세한 내용은 졸저『어차피 죽을 거니까 - 하고 싶은 일을 하면서 천수를 다한다』에 기술했으나, 그 이야기는 여기서는 생략하고자 한다. 이후 프리랜서 의사로 전향하여 문필 활동을 병행하였고 오랫동안 품어 온 영화감독의 꿈을 실현하기 시작했다. 지금까지 총 다섯 편의 영화가 극장에서 상영됐으며 그중 2012년에 개봉된《나의 인생(여정) ～ 운명의 탱고》(“わたし”の人生(みち)～我が命のタンゴ～는 치매를 주제로 한 작품이다.

　이 영화는 대학 명예 교수였던 아버지와 유능한 여교수였던 딸이 중심 인물로 등장한다. 아버지가 치매 진단을 받은 뒤 이상 행동을 보이기 시작하면서 딸은 결국 대학을 그만두고 간병을 위해 이직하게 된다. 영화는 자신의 치매를 좀처럼 받아들이지 못하는 아버지와 무거운 현실 속에서 괴로워하던 딸이 주변의 도움을 받아 간병을 이어가다 최종적으로 요양 시설을 선택한 이후 두 사람 모두가 비로소 행복을 되찾게 된다는 내용을 담고 있다.

기존 일본의 치매 관련 영화들은 대부분 마지막까지 자택에서 간병하는 이야기를 중심으로 구성되어 있었다. 감동적인 측면은 있었으나 그러한 작품들은 관객에게 간병은 반드시 집에서 끝까지 책임져야 한다는 무언의 의무감을 부여하거나 이를 강요하는 경향이 있었다. 이에 반해 본 작품에서는 마지막에 요양 시설을 선택함으로써 간병하는 사람과 간병 받는 사람 모두가 행복해질 수 있다는 메시지를 전하고자 했다. 이 작품은 국내외에서 긍정적인 평가를 받았으며, 모나코 국제영화제에서는 인도적 감독상을 포함해 3관왕을 수상하였다. 또한 개봉 당시 일본의 문화, 엔터테인먼트 정보 제공 회사인 피아PIA가 발표한 영화 만족도 순위에서 동시기에 상영된 《키리시마가 동아리 활동 그만둔대》를 제치고 1위를 기록했다.

여전히 낫지 않는 걱정병

노인정신과 의사로서 매우 안타깝게 생각하는 것은 치매에 대한 올바른 이해가 여전히 부족하다는 점이다. 일본은 2007년에 65세 이상 인구 비율이 21%를 넘어서며 초고령 사회에 진입했으며 이후에도 고령화율은 계속해서 상승하고 있다. 과거에 비해 간병이 필요한 사람과 치매 환자가 많아졌는데도 여전히 요양 보험이나 복지 서비스에 대해 사전에 알아보지 않는 경우가 많다.

코로나19 때도 그랬듯이 일본인은 무언가를 막연히 무서워 하면서도 그것을 정확히 파악하거나 대책을 세우는 데에는 소극적인 경향이 있다. 나는 이런 현상을 '걱정병'이라고 부른다. 이러한 병 때문에 치매에 대한 오해가 좀처럼 해소되지 않고 있으며 오히려 예전보다 편견이 더 심해진 듯한 인상마저 받는다. 2016년 인기 각본가 하시다 스가코가 "80세 이후 치매에 걸리면 안락사가 가장 좋은 방법"이라고 잡지에 기고해 화제가 되었다. 나는 그 기사를 보고 솔직히 굉장히 의아했다. 이러한 발언은 치매에 대해 심각한 오해에서 비롯된 것으로 치매를 제대로 이해하지 못한 결과라고 생각된다.

많은 사람들은 치매에 걸리면 혼자서는 아무것도 하지 못하고 주변 사람들에게 피해만 주는 존재가 된다고 생각한다. 또 치매 환자는 대체로 이야기가 두서가 없고 배회하거나 실금, 부끄러운 행동 등을 하며 살아간다고 생각한다. 이러한 인식은 결국 "치매에 걸린다면 차라리 죽는 게 낫다", "안락사해 달라"는 극단적인 발언으로 이어진다. 이는 치매의 증상이나 특징을 잘 알지 못해서 치매에 대한 두려움이 과장된 결과라고 볼 수 있다. 실제로 치매는 노화 현상의 하나로 점점 조용해지며 주변에 피해를 주는 경우는 드물다. 말기에는 실금이나 의사소통 불능 상태가 되어 도움이 필요할 수 있지만 문제 행동으로 타인에게 피해를 주는 사례는 5~10%에 불과하다.

그렇다면 주변에 피해를 준다고 한다면 삶의 가치가 없는 것일까. 아기는 말을 못 하고 배회하거나 식사도 어른의 도움이 필요하지만 그렇다고 방해가 된다거나 죽이자는 말은 아무도 하지 않는다. 왜 아기는 괜찮고 노인은 안 되는가. 더욱이 노인은 지금까지 일하고 세금을 내며 사회에 이바지해 온 존재다. 졸저 『어차피 죽을 거니까』에서도 밝혔듯이 누구나 살아오면서 사회로부터 도움 받아왔기에 인생의 마지막에는 당당히 도움 받을 권리가 있다.

치매에 대한 이해 부족은 결국 "안락사해 달라"는 말까지 나오게 하는 무서운 병이라는 인식으로 이어지고, 이것이 고령자에 대한 차별의 뿌리가 되는 현실이 매우 안타깝다.

치매에 걸려도 할 수 있는 일은 많다

오해를 낳은 대학교수와 매스컴

2016년 이후 고령자 운전자의 교통사고가 뉴스나 와이드 쇼에서 자주 보도되며 사회 문제로 부각 되었다. 이를 계기로 2017년부터는 75세 이상 고령자가 운전면허를 갱신할 때 치매 진단을 받으면 운전면허가 취소되는 제도가 도입되었다. 하지만 나는 이 제도에 대해 말도 안 되는 이야기라고 지적한 바 있으며 저서, 잡지 인터뷰, 강연, SNS 등 다양한 채널을 통해 지속적으로 언급해 왔다.

해당 도로 교통법이 제정될 당시 실제로 치매 환자를 진료해 본 적 없는 대학 의학부 교수들이 자문을 맡고 치매에 대해 이미지 수준의 지식밖에 없는 관료들이 법안을 구성했다. 실제로 치매 환자를 진료해 본 의사라면 치매 초기나 경증 단계에서는 충분히 안전하게 운전할 수 있다는 사실을 알고 있다. 따라서 '치매 증상이 진행되어 운전에 지장을 줄 경우 면허를 취소한다'는 기준을 명시하는 것이 타당하며 단지 치매라는 이유만으로 면허를 취소하는 것은 치매에 대한 올바른 이해가 부족한 처사다.

그런데도 이러한 법안에 대해 국회의원 중 누구 하나 반대하지 않았다. 실제 위험성에 대한 실태조사나 통계조사

없이 면허를 취소하는 것은 치매 환자에 대한 차별이라 볼
수 있다. 또 매스컴 역시 사고의 본질을 냉정하게 분석하지
않은 채 고령자 사고가 발생하면 TV 해설자 등은 '역시 고
령자 운전은 위험하다'는 단순한 인상론만 반복한다. 나였
다면 "면허를 반납하면 간병이 필요한 고령자가 늘어나고
이는 고령자의 불행과 국가의 간병 예산 증가로 이어진다"
고 답했을 것이다. 그러나 이러한 현실을 지적하는 사람은
매스컴에 전혀 등장하지 않는다.

국립장수의료연구센터의 조사에 따르면 운전하지 않는
고령자는 운전하는 고령자보다 간병 리스크가 8배나 높다
고 한다. 치매가 어느 정도 진행된 환자는 주간보호서비스
와 같은 지원 없이는 혼자 외출하기 어렵다. 특히 지방에
거주하는 고령자는 자동차가 없으면 외출 수단 자체가 없
어져 쇼핑, 병원 방문, 모임 등 모든 외부 활동이 어려워진
다. 그 결과 외출이 줄고 자극이 부족해져 인지 기능이 저
하된다.

따라서 나는 "면허를 취소하면 오히려 치매에 걸릴 수 있
으므로 고령자는 절대 자율 반납을 하지 말라"고 강하게
당부하고 있다. 물론 치매 환자가 운전하는 것이 위험하다
고 생각할 수 있다. 하지만 실제로 치매가 심각해져 운전

에 지장을 줄 정도라면 시동조차 걸지 못하는 경우가 많다. 즉 시동을 걸고 운전이 가능한 고령자는 오히려 위험하지 않을 가능성이 높다. 또한 교통사고를 가장 많이 일으키는 연령층은 24세 이하의 젊은 세대이다. 고령자 사고가 두드러져 보이는 이유는 고령자 수가 증가했기 때문이다. 고령자의 사망 사고 중 대인사고는 20% 미만이고 사망 사고의 40%는 사물과의 충돌로 발생한 것이다.

치매 기본법이 제정된 것을 아십니까?

2023년 6월 '공생사회 실현을 위한 치매 기본법'통칭 치매 기본법이 통과된 것은 고령자를 전문으로 진료하는 정신과 의사이자 35년 넘게 치매 환자를 진료해 온 입장에서 매우 환영할 만한 일이다. 사실 이 법안이 국회에 제출된 것은 처음이 아니다. 2019년, 자민당과 공명당이 공동으로 치매 기본법안을 제출했으나 관계자들 사이에서 내용이 충분치 않다는 지적이 제기되며 통과되지 못했다. 이후 코로나19 대응에 집중하면서 법안 논의는 지연되었고 결국 2021년 발족한 초당파 의원 연맹에 의해 법안 내용이 전면 수정되어 이번에야 비로소 통과되기에 이르렀다.

이번 법에서 특히 중요하다고 생각하는 점은 정식 명칭에 '공생 사회 실현을 위한'이라는 문구가 명시되었다는 것이다. 최근 전 세계적으로 다양성이라는 단어를 자주 사용한다. 이는 인종이나 성별, 종교, 가치관 등 서로 다른 속성을 지닌 사람들이 조직이나 집단 내에서 함께 공존하는 상태를 의미한다. 즉 성소수자LGBT나 장애인들과의 공생, 그리고 기존 사회가 정한 기준에서 벗어났다는 이유로 차별받는 사람들과 함께 일하고 함께 사회를 만들어 가는 것이 바로 공생사회의 기본 개념이다.

치매 환자도 좀처럼 공생 사회의 일원으로 존중받지 못했다. 예를 들면 치매 진단을 받으면 회사에 출근하지 않아도 된다거나 가정에서도 가사에서 제외되는 경우다. 운전면허 취소는 그 대표적인 사례로 이는 경찰 관료가 만든 악법으로 여겨지기도 한다. 하지만 공생사회 실현을 위한 치매 기본법은 매우 잘 만들어진 법률이라 할 수 있다. 특히 정부, 지방공공단체, 국민의 책무를 규정할 때 다음과 같이 명시하고 있다는 점이 인상적이다. '국민은 치매에 대한 올바른 지식과 치매 환자에 대한 이해를 심화함으로써 공생 사회 실현에 기여할 수 있도록 노력해야 한다.'

즉 치매 환자에게 일을 시켜서는 안 된다거나 운전시키는 것은 위험하다고 생각한다면 이는 치매에 대한 올바른 지식이 없다는 뜻이다. 치매에 걸려도 경증 환자들은 충분히 일할 수 있고 운전할 수도 있다. 따라서 인력 부족이 심각한 지금 치매 환자도 사회에서 함께 일할 수 있도록 하는 것이 국가적으로 훨씬 효율적인 선택이다.

더 나아가 치매는 현재 할 수 있는 일을 계속할수록 진행 속도가 늦춰지고 그에 따라 간병 비용도 줄어든다. 그런데 무지에서 비롯된 터무니없는 차별로 치매 환자를 사회에서 배제하면 오히려 증상이 악화하고 결과적으로 국민이 부담해야 할 간병 보험료와 세금이 늘어난다. 반대로 올바른 지식을 바탕으로 치매 환자와 함께 일하고 운전할 수 있도록하면 간병 보험료와 세금 부담을 줄일 수 있다.

이러한 내용을 포함한 이 법률은 매우 중요한 법이기 때문에 많은 국민에게 반드시 알려야 한다. 하지만 TV에서는 이 법률에 대해 전혀 언급하지 않는다. 지금까지 '치매 환자에게 운전을 맡기는 것은 위험하다', '치매에 걸리면 혼자 생활하지 못하게 해야 한다' 등 치매에 대한 오해를 퍼뜨려 왔기 때문에 이제 와서 올바른 지식을 전하는 것이 부끄럽고 어려울 수 있다.

치매와 함께 살아가는 사회

치매를 둘러싼 환경은 크게 변화하고 있다. 일본 정부는 단카이 세대^{일본의 1차 베이비붐 세대}가 75세 이상의 후기 고령자가 되는 2025년에 대비해 치매 시책 추진 종합 전략^{신 오렌지 플랜}을 수립했다. 이는 지역 포괄 케어 시스템 구축을 목표로 하며 치매 환자의 생각을 존중하고 익숙한 환경에서 자기답게 살아갈 수 있는 사회 실현을 위해 일곱 가지 과제를 제시하고 있다.

---

1. 치매에 대한 이해를 높이기 위한 교육 및 인식 개선 활동 추진
2. 치매 상태에 따른 적절한 의료 및 간병 서비스 제공
3. 청년층 치매에 대한 정책 강화
4. 치매 환자를 돌보는 간병자에 대한 지원 확대
5. 치매 환자를 포함한 고령자에게 친절한 지역 사회 조성
6. 치매의 예방, 진단, 치료, 재활 및 간병 모델에 관한 연구개발과 성과 확산
7. 치매 환자와 가족의 입장을 존중하는 정책 추진

치매 시책 추진 종합 전략을 추진해 온 각 분야 관계자의 지속적인 노력 덕분에 치매를 수용하는 사회적 문화가 서서히 자리 잡기 시작했으며 지역 포괄 케어를 포함한 종합적인 지원 네트워크도 확대되고 있다. 많은 지자체에서

는 치매에 대한 올바른 인식을 확산시키고 지역 사회가 함께 치매 환자를 지원하는 체계를 구축하기 위해 적극적으로 노력하고 있다. 예를 들면 미야기현 센다이시는 실종자 증가에 대응하기 위해 돌봄 맵 대응 플로 차트를 제작했고, 이를 통해 편의점이나 마트, 금융기관 등 지역 내 다양한 기관들의 돌봄 인식이 높아졌다고 한다.

군마현 오타시에서는 '익숙한 지역에서 생활하기'를 주제로 인적 지원 연결 방식과 네트워크 형성에 중점을 둔 그룹 워크를 실시하고 있다. 이를 통해 민생 위원과 케어 매니저 간의 협력이 한층 원활해졌다고 한다. 색다른 접근으로 주목을 받은 지역은 도쿄 이타바시구가 있다. 이 지역은 혼자 생활하는 고령자의 어려움에 집중하기보다 1인 생활을 잘 해내는 사람들의 방식에 착안해 활동을 시작했다. 그 결과 간병 사업자 못지않게 이웃 주민들과의 접촉이 활발하다는 사실을 확인할 수 있었고 주민들 역시 자신들의 지원 역량을 자각하며 정보 공유가 가능해 졌다고 한다.

과거에는 치매를 노망이라 부르며 환자가 집 안에만 머물던 시절이 있었다. 그러나 이제는 치매 환자도 지역 사회 속에서 생활하는 것이 중요하다는 인식이 확산되고 있다. 나 역시 이바라키현 가시마시에서 환자들을 진료하며 치매의 진행을 늦추기 위해 지역 사회와의 연계가 절실하다는 사실을 체감했다. 그리고 지금 그러한 사회가 일본 각지에서 조금씩 현실이 되어 가고 있다. 2024년 1월 1일, 공생 사회 실현을 위한 치매 기본법이 시행되었다. 이제는 치매에 대한 불필요한 오해와 편견을 버리고 치매에 걸려도 예전처럼 살아갈 수 있는 사회를 함께 만들어야 한다. 이 문제는 결코 남의 일이 아니다. 언젠가는 우리 모두 치매를 겪을 수 있기 때문이다.

3장 치매에 현명하게 대처하는 방법

무슨 일이든 시작도 전에
이것저것 고민하기보다는
일단 해보는 것이 중요하다.
인생은 언제나 생각한 대로
흘러가지 않는다.
실패할 것 같았던 일이
의외로 잘 풀리는 경우도 많다.

치매에 현명하게 대처하려면
즐겁게 사는 것이 중요하다

내가 태어난 1960년 당시 일본의 평균 수명은 남성 65.32세, 여성 70.19세였다. 그러나 2022년 간이 생명표에 따르면 남성은 81.05세, 여성은 87.09세로 증가했다. 그 결과 평균 수명이 남성이 15.73년, 여성은 16.90년 연장되었다. 1960년대에는 정년이 55세였기 때문에 퇴직 후 남은 인생은 약 10년 정도에 불과했다. 그러나 현재는 65세에 정년을 맞더라도 10~20년 이상의 인생이 남아 있다. 일본 후생노동성은 2050년 평균 수명이 남성 84.02세, 여성 90.40세로 지금보다 약 3년 정도 늘어날 것으로 예상되며 평균 수명 또한 계속 증가할 것으로 전망된다고 밝혔다.

이처럼 평균 수명이 늘어난다면 누구나 치매에 걸릴 수 있으며 오히려 치매에 걸리지 않는 사람이 드물 것이다. 따라서 치매를 막연히 두려워하거나 피하려 하기보다는 어떤 치매 노인이 되고 싶은지를 미리 생각하는 것이 현명하다. 나는 치매에 걸리더라도 좋아하는 것을 스스럼없이 즐길 수 있는 노인이 되고 싶다. 혼자 할 수 없는 일은 다른 사람의 도움을 받고, 즐겁다고 느끼는 일을 최대한 오래 지속할 것이다. 치매에 걸리더라도 즐거운 일을 하는 동안에는 뇌도 즐거움을 느끼기 때문에 치매 진행을 늦출 수 있다. 따라서 증상이 심해지지 않도록 즐겁게 생활하는 것이 치매에 잘 대처하는 핵심이다. 앞서 말했듯이 전두엽을 지속적으로 자극하면 치매 발병을 늦출 수 있다. 따라서 치매에 걸렸든 아니든 즐겁게 사는 것이 치매에 현명하게 대처하는 방법이라고 할 수 있다.

길어진 인생에 필요한 사고 전환

길어진 인생의 후반을 나답고 즐겁게 살아가기 위해 가장 중요한 것은 사고 전환이다. 많은 사람은 젊은 시절 형성된 좌우명이나 신념에 따라 살아가지만 이를 고집하면 노후는 자유롭지 못할 수 있다. 고령자 중에는 '일하지 않는 자 먹지도 말라'는 생각을 가진 이들이 아직도 많다. 하지만 나이가 들면 누구나 점점 일할 수 없게 된다. 그런데도 일 하지 않고 연금으로 편하게 살아도 되는 걸까 고민하고, 생활이 어렵지만 생활 보호를 받는 건 부끄럽다고 여긴다면 결국 젊은 시절의 고정된 사고 방식이 자신을 궁지로 몰아 우울증에 빠지게 할 수도 있다.

그렇다고 '일하지 않는 자 먹지도 말라'는 말이 부정적인 말인 것은 아니다. 자녀에게 그렇게 가르치는 것은 나쁘지 않다. 젊은 세대는 노력과 기초 학력을 쌓지 않으면 미래의 선택지가 대폭 줄어들기 때문이다. 하지만 나이가 들면 뇌와 신체 기능이 약해지기 때문에 주변의 도움을 받으며 살아가는 것이 당연하다. 그럼에도 젊을 때의 가치관을 고집하며 남에게 의지할 수 없고, 사람으로서 그럴 수 없다고 생각한다면 오히려 인생이 더 고달파질 뿐이다.

틀에 갇힌 사고로는 행복해질 수 없다

대기업에 다녔거나 관리직이었던 남성들은 치매에 걸렸을 때 주간보호서비스 이용을 권유받아도 대부분 거절한다. 이는 남에게 의지할 수 없다, 치매에 걸린 환자 같은 약해 빠진 사람들과 시간을 보낼 수 없다고 생각하기 때문이다. 정신의학에서는 이러한 사고방식을 '틀에 갇힌 사고'라고 부른다. 남에게 의지할 수 없다, 남자는 이래야 한다, 주어진 일은 어떤 상황에서든 완수해야 한다 등의 완벽주의적 사고를 하는 사람은 스스로에게 지나치게 높은 기준을 강요한다. 이러한 경향은 원래 성실하고 노력하는 사람일수록 그 경향이 더욱 두드러진다. 이런 사고방식은 끊임없이 노력해야 한다는 강박의 궁지로 자신을 몰아넣고, 이를 해결하지 못하면 초조해하거나 자신을 한심하게 여긴다.

이처럼 틀에 갇힌 사고는 자신을 속박해 솔직한 감정과 진심을 짓밟고 점점 비관적으로 만든다. 현대 정신 의학에서는 틀에 갇힌 사고나, 이 방법밖에 없다는 생각이 정신 건강에 가장 나쁜 영향을 미친다고 본다. 이러한 사고가 심해지면 결국 우울증으로 이어질 수 있다. 실제로 도쿄 대학교를 졸업한 한 재무 관료가 출세 코스에서 배제된 괴로움을 견디지 못하고 자살했다는 뉴스가 보도되었을 때 사람들은 엘리트는 좌절을 몰라 쉽게 자살한다고 말했다. 그러나 나는 그의 죽음이 좌절 때문이라기보다 살 수 있는 여러 길을 보지 못한 데서 비롯된 극단적인 선택이었다고 생각한다. 재무성에서 출세하지 못하더라도 경제 애널리스트, 대학 교수, 벤처 기업 활동 등 다양한 길이 있다. 행복을 목표로 삼았다면 선택할 수 있는 길은 얼마든지 있었을 것이다. 인생은 뜻대로 되지 않으니 막다른 길에 다다랐을 때 새로운 길을 찾는 것이 진정한 살아가는 힘이라고 할 수 있다.

고령이 되면 틀에 갇힌 사고대로는 아무리 노력한다고 해도 쉽게 살아갈 수 없다. 남에게 의지해서는 안 된다고 생각해도 고령자가 되어 뇌와 몸이 약해지면 다르게 생각할 필요가 있다. 따라서 다른 사람에게 의지해도 괜찮다는 사고의 전환이 필요하며, 이러한 태도는 남은 인생이 괴로울지 즐거울지를 결정짓는 중요한 기준이 된다. 특히 스스로 노력하며 살아왔다고 생각하는 사람일수록 자신의 인생관이 지나치게 엄격하지는 않았는지 돌아봐야 한다. 나이가 들었을 때 힘들어질 사고방식은 과감히 버려야 한다.

물론 의지하면 안 된다는 생각을 갖고 살아온 사람이 한순간에 의지하는 성격을 갖기는 쉽지 않을 것이다. 이럴 때는 의지해도 괜찮을 수 있다는 방향으로 사고를 전환해 보는 것도 하나의 방법이다. 의지하자는 단정은 거부감이나 반발을 부를 수 있지만 의지할 수도 있는 가능성은 쉽게 부정하기 어렵기 때문이다. 모든 상황에서 이래야만 한다고 단정하지 않고 그럴 수도 있다는 여지를 남겨두는 태도는 정신 건강에 도움이 될 뿐 아니라 행복한 노년 생활을 위한 핵심이다.

정해진 답은 없다,
편한 길을 가면 된다

젊었을 때는 모든 일에 반드시 정답이 있다고 믿었다. 정신분석 세계에서도 프로이트 사후 여러 학파가 등장해 각자 자신들의 주장이 옳다고 주장했다. 나 역시 하인츠 코헛 학파가 다른 학파보다 가장 뛰어나다고 생각했다. 프로이트가 말한 무의식이나 성욕 같은 검증하기 어려운 개념보다는 코헛이 강조한 환자 공감과 접근 방식이 훨씬 더 현실적이고 실제 치료에도 도움이 된다고 느꼈기 때문이다. 그러나 실제 임상 현장에서는 자신이 옳다고 믿는 이론만으로는 해결되지 않는 사례들이 많다. 지금도 나는 코헛의 이론에 따라 치료하고 있지만 때로는 프로이트 학파처럼 환자에게 가부장적인 접근이 더 효과적일 수도 있다는 것을 알게 되었다. 결국 중요한 것은 이론의 옳고 그름이 아니라 환자에게 좋은 결과만 나온다면 다양한 방법이 존재하는 것이 더 바람직하다는 생각에 이르게 되었다.

이러한 생각은 공부하는 자세에도 변화를 주었다. 예전에는 다른 학자에게 지지 않기 위해 정답을 찾는 데 집중했다면, 이제는 다양한 답이 있다는 것을 알기 때문에 다양한 관점을 배우기 위해 공부한다. 이 세상에는 단 하나의 절대적인 정답은 없으며 시대에 따라 새로운 답이 생겨난다. 예전에는 버터보다 마가린이 몸에 좋다고 생각한 것처럼 의학이나 영양학을 포함한 많은 분야에서 상식은 시간이 지나면서 바뀌기도 하고 완전히 새로운 생각이 나오기도 한다. 그래서 무엇이 정답인지 단정할 수 없으며 다양한 선택지를 동시에 갖고 있는 것이 진정한 현명함인 것 같다.

나는 머리가 굳어가는 바보가 되는 것이 두려워 지금도 꾸준히 공부한다. 지금 다시 도쿄대 시험을 보라면 합격할 자신은 없지만 젊을 때보다 지금이 더 현명하다고 느낀다. 세상의 대부분 일에는 하나의 정답만 있는 것이 아니며 시간이 지나면서 더 나은 답이 생겨나기도 한다. 그렇기에 다양한 답을 알고 있어야 시대의 변화에도 흔들리지 않을 수 있다. 선택지를 여러 개 갖고 있다는 것은 결국 삶을 지탱하는 큰 힘이 된다.

나이가 들수록 편하게 사는 방법을 선택해야 행복한 노후를 보낼 수 있다. 방법을 잘 모를 때는 편한 길을 선택해야 한다. 지나치게 깊이 고민하거나 남에게 의지해서는 안 된다고 고집을 부리며 자신을 몰아붙이는 태도는 전혀 도움 되지 않는다. 이 방법밖에 없다는 생각보다 이게 안 되면 다른 방법이 있겠지 라는 유연한 사고가 훨씬 마음을 편하게 한다. 선택지가 많을수록 사고가 유연해지고 다양한 시도를 통해 최적의 해답을 찾을 가능성도 높아진다. 많은 고령자를 만나본 결과 그들 대부분은 인생을 살아오며 몸에 밴 이렇게 해야 한다는 고정관념을 쉽게 버리지 못했다. 남은 인생만큼은 이러한 생각을 내려놓고 좀 더 편안하게 살기를 바란다.

노인과 청년의 차이는?

예전보다 현대인의 외모나 신체 상태가 젊어졌다. 세계 보건 기구에서는 65세 이상을 고령자라고 정의하고 있지만 요즘 65세는 고령자라고 생각하지 않는다. 이는 시대에 맞지 않는 정의라고 할 수 있다. 6천 명 이상의 고령자를 진료한 결과 60대 중반을 넘어서면 같은 나이임에도 불구하고 전혀 그 나이로 보이지 않는 사람과 훨씬 더 나이 들어 보이는 사람이 있다는 것을 알게 되었다. 이러한 차이는 시간이 지날수록 더욱 벌어지며, 노화에는 개인차가 크다는 사실을 실감하게 된다.

그렇다면 젊어 보이는 사람과 늙어 보이는 사람의 가장 큰 차이는 무엇일까? 바로 마음가짐이다. 마음이 젊은 사람은 나이를 크게 의식하지 않고 좋아하는 옷을 입고 먹고 싶은 음식을 먹으며 자유롭게 가고 싶은 곳에 간다. 비록 다리나 허리가 불편하더라도 지금 즐기지 않으면 안 된다고 생각하기 때문에 오히려 더 활발하게 움직인다. 반면 스스로 나이 들었다고 생각하는 사람은 '나이가 많아서 해외 여행은 무리야', '건강을 위해 채소 위주로 먹어야지', '젊지 않으니 눈에 띄는 옷은 안돼'라며 점점 소극적으로 변하고 자신을 틀 안에 가둔다. 나이를 지나치게 의식하면 마음

의 자유도, 행동의 자유도 줄어들어 결국 진짜 노인이 되어
버린다.

프랑스 몽펠리에 대학의 야닉 스테판 박사는 1만 7천 명
이상의 중장년층을 추적 조사한 결과 '주관적 연령' 즉 자
신이 느끼는 나이가 젊을수록 건강 상태가 좋고 노화 속도
가 느려진다는 사실을 밝혀냈다. 반면 주관적 연령이 높은
사람은 무의식적으로 신체 활동을 꺼리게 되어 운동을 귀
찮아하고 스트레스에도 취약해지며 건강에 대한 관심도
줄어들어 점차 만성질환의 악순환에 빠질 가능성이 크다.

따라서 고령자가 실제 나이를 지나치게 의식하는 것은
백해무익이라 해도 과언이 아니다. 실제 나이는 노인 돌봄
서비스를 이용할 때만 떠올리고 평소에는 잊고 지내는 것
이 좋다. 오히려 자신이 스스로 느끼는 나이가 현재의 모습
을 더 정확히 반영한다.

목표는 나잇값 못하는 사람,
뻔한 윤리는 이제 그만

일본 사회에는 고령자가 지켜야 할 도덕적 제약이나 규범들이 존재한다. 예를 들어 '나이가 들면 화려한 옷차림은 삼가야 한다', '욕심을 버리고 담담하게 살아야 한다'는 식의 규범은 어떠한 근거도 없는데도 이를 어기면 나잇값도 못하고 보기 흉하다고 빈축을 사기 쉽다. 더 큰 문제는 고령자 스스로가 이러한 제약을 당연하게 여긴다는 점이다. 하지만 이는 본질적으로 말이 되지 않는다. 나이가 들면 전두엽 기능이 저하되어 의욕도 함께 떨어지기 때문에 오히려 하고 싶은 일을 하는 것이 더 도움이 된다. 나이 먹어서 부끄럽다는 생각 때문에 하고 싶은 마음을 억누르면 무기력해지고 결국 무엇을 해도 재미를 느끼지 못하게 될 것이다.

나이 들어서도 인생을 즐기려면 욕망을 대하는 태도가 중요하다. 가수이자 정신과 의사였던 사이토 모키치의 아내 사이토 데루코 씨는 남편이 세상을 떠난 후 80세가 넘은 나이에 세계 여행을 떠났다. 그녀는 에베레스트나 아프리카처럼 고령자에게 위험할 수 있는 지역도 마다하지 않고 남의 시선에 아랑곳하지 않으며 마음 가는 대로 무려 108개국을 방문했다.

사이토씨가 아들 모리오와의 대담에서 "위대한 사람의 아내는 모두 악처잖아."라고 되묻는 장면은 정말 통쾌했다. 윤리와 도덕규범이 강했던 쇼와 시대의 사회 분위기는 나잇값도 못한다는 말로 모든 고령자의 욕망을 억눌렀지만 그런 분위기에 굴하지 않고 자신의 삶을 살아간 사이토씨가 매우 인상적이었다.

최근에는 70세가 넘어서도 오토바이를 타거나 패션을 즐기는 고령자가 늘고 있다. 머리를 염색하고 청바지를 입는 고령자를 더 이상 기이하게 바라보지 않는다. 오히려 젊은 세대는 멋있다고 생각하며 긍정적으로 받아들인다. 우리는 지금 그런 시대에 살고 있다. 이처럼 '나이 때문에', '나잇값도 못한다'는 말은 고령자를 속박할 뿐이다. 이런 말을 듣더라도 너무 신경 쓰지 말고 가볍게 넘기는 태도가 필요하다. 무엇보다 자신의 욕망에 솔직해지는 것이 가장 중요하다. 혼자 생활한다면 연애도 마음껏 즐겨야 한다. 오랜 세월을 살아온 끝에 비로소 얻게된 자유로운 인생을 스스로 포기해서는 안 된다.

즐거운 일만 해도 되는 것이
노인의 특권

70세가 되면 더 이상 자신을 얽매는 조직도 없고 자녀에 대한 의무나 책임에서도 자유로워진다. 업무 성과나 승진, 대출, 교육비 같은 걱정거리도 없다. 노화를 통해 이전까지 자신을 속박했던 대부분의 역할에서 해방되어 진정한 자유를 누릴 수 있게 되는 것이다. 이제는 자유를 마음껏 즐길 수 있는 나이이며, 뭐든 해도 되는 나이로 해방감을 충분히 즐기면 된다.

이제는 자신이 하고 싶은 일을 하면 된다. 몸만 건강하다면 언제든 원하는 곳으로 떠날 수 있다. 아무것도 하지 않는 여유로운 하루를 보내도 누구에게 피해를 주는 일도 없다. 자신이 즐겁다면 그것만으로 충분하다. 예를 들어 악기를 배우는 것도 젊었을 때는 더 잘하고 싶다는 욕심이나 남과의 비교, 인정받고 싶은 마음 때문에 순수하게 즐기기가 어려웠다. 게다가 시간 내기도 쉽지 않아서 만족할 만한 결과가 나오지 않으면 쉽게 포기하곤 했다. 하지만 나이가 들면 신경 쓸 게 없다.

잘하든 못하든 내가 즐거우면 그걸로 충분하다. 어릴 때처럼 천진난만하게 즐거운 일만 좇을 수 있는 것은 노인의 특권이다. 그리고 하다가 질리면 그만두면 그만이다. 편한 마음으로 시작했기 때문인지 나이 들어서 시작한 일이 의외로 오래 지속되는 경우도 많다.

'셀카 여왕 기미짱自撮りのキミちゃん'으로 알려진 니시모토 키미코씨는 70세가 넘어서 사진의 즐거움을 발견했다. 셀카의 매력에 빠진 그는 컴퓨터를 배우고 사진 편집까지 직접하며 유머러스한 사진을 온라인에 올리기 시작했다. 2023년에는 『94세 셀카 할머니의 '나 혼자 산다'94歳、自撮りおばあちゃん やりたい放題の一人暮らし』라는 에세이를 출간했고, 인스타그램 팔로워는 36만 명2024년 1월 22일 기준을 넘어섰다. 지금도 주간보호서비스를 받으며 사진 활동을 계속하고 있고, 사진 교실 친구들과 함께 바에 가서 수다를 떨며 술과 담배도 즐긴다. 나는 그녀가 "좋아하는 것만 하며 지내다 보니 나이도 잊어버렸다"고 말한 것이 특히 인상 깊었다.

나이가 들어도 좋아하는 일에 몰두할 수 있다는 것은 무엇보다 큰 즐거움이다. 어떤 일에 집중하다 보면 시간이 순식간에 흘러가는데, 이는 마치 동심으로 돌아간 상태라고 할 수 있다. 치매에 걸리고 아무 재미 없이 그저 시간만 보내는 인생을 좋아하는 사람은 아무도 없다. 이런 무료한 인생을 살지 않기 위해서는 지금부터 준비해야 한다. 어릴 때 좋아했던 일을 다시 해보거나 처음 하는 일이라도 재미있어 보인다면 일단 시작하는 것이다. 만약 재미가 없다면 그만두고 다른 걸 찾으면 된다. 뭐든 상관없다. 무엇인가를 시작 하는 데 늦은 나이란 없으니까.

인생의 묘미는 70세부터

자신의 인생을 되돌아봤을 때 어떤 생각이 드는가? 반세기 가까이 열심히 일했고 자녀도 어엿한 어른으로 성장했으며 주택 담보 대출도 모두 갚은 노년이라면 나름대로 잘 살아온 인생이라 생각 할 수 있다. 반면 하고 싶은 일을 더 하지 못했다는 아쉬움이 남을 수도 있다. 그러나 어느 쪽이든 아직 인생의 결론을 내리기엔 이르다. 노년이 되었음에도 앞으로 남은 인생이 많기 때문이다.

얼마 전까지만 해도 정년 퇴임은 60세였지만 2021년 4월부터 일본에서 70세 취업법이 시행되면서 정년이 연장되어 70세까지 일할 수 있게 되었다. 실제로 65~69세 연령층의 취업률도 10년 연속 증가하여 2021년에는 50%를 넘어섰다. 이러한 변화는 2012년부터 단카이세대_{일본의 1차 베이비붐 세대}가 65세에 진입하고 '인생 100세 시대'라는 말이 등장하면서 나타났다. 평균 수명과 건강 수명이 길어지고 저출산으로 인해 젊은 노동인구가 감소하는 등 다양한 사회적 요인들이 이러한 흐름을 만들어냈다.

이제 제2의 인생은 70세부터 시작된다고 해도 과언이 아니다. 70세는 몸과 마음이 아직 건강하고 체력도 좋아서 현역 시절과 비슷한 생활을 할 수 있는 마지막 시기다. 지금까지 문제없이 살아왔으니 앞으로도 무사히 지내기만을 바라는 소극적인 자세보다는 이제부터는 인생을 어떻게 즐길까 하는 적극적인 태도가 노후를 훨씬 더 풍요롭게 만든다. 스스로에게 아직 해야 할 일이나 하고 싶은 일이 있다는 사실을 받아들이고 적극적으로 제2의 인생에 대해 생각해 보자. 그러면 삶에 더욱 활력이 생길 것이다.

젊고 활력넘치던 때를 인생의 절정기라고 여기며 자주 회상하는 사람이 있는데 인생은 마지막이 행복해야 성공한 것이며 끝날 때까지 끝난 것이 아니다. 절정기가 늦게 찾아올수록 그만큼 더 오랫동안 행복을 누릴 수 있다. 나는 20대에는 영화감독, 30대에는 밀리언셀러 작가를 꿈꿨지만 아직 둘 다 이루지 못했다. 그러다 62세에 『80세의 벽』이 베스트셀러가 되면서 절정기의 꽃이 늦게 피어날수록 더 깊은 행복을 느낄 수 있다는 사실을 깨달았다. 47세에 처음 영화를 찍었지만 아직 히트작은 없다. 그래도 히트작을 만들고 싶다는 마음은 여전하다. 더 나아가 히트작의 수입으로 다음 영화를 찍을 수 있겠다고 생각하면 즐거움이 더욱 커진다. 영화감독은 나이가 들어서도 계속할 수 있기에 남은 인생에도 절정기가 있을 것이라는 믿음은 내 삶에 끊임없는 즐거움을 준다.

다만 나이가 들면 체력이 떨어지기 때문에 가장 바람직한 것은 건강할 때 하고 싶은 일을 미루지 않고 하는 것이다. 예를 들어 부부가 세계유산 여행을 계획하고 있다면 늦기 전에 떠나는 것이 좋다. 함께 만든 추억은 공유할 수 있을뿐 아니라 이후의 삶을 더욱 풍요롭게 해준다. 심지어 치매에 걸리더라도 즐거운 기억은 잘 사라지지 않기 때문에 그 즐거움은 죽을 때까지 이어질 수 있다.

인생은 경험의 연속,
해보지 않으면 모른다

무슨 일이든 시작도 전에 이것저것 고민하기보다는 일단 해보는 것이 중요하다. 특히 일본인 중에는 좋지 않은 결과를 먼저 상상하고 두려워하는 예기 불안이 강한 사람이 많아서 실패를 걱정하다 결국 아무것도 하지 않는 경우가 많다. 하지만 인생은 언제나 생각한 대로 흘러가지 않는다. 실패할 것 같았던 일이 의외로 잘 풀리는 경우도 많다. 특히 인생의 후반기에는 설령 실패하더라도 인생에 미치는 영향이 크지 않기 때문에 하지 않으면 모른다는 태도로 사고방식을 전환할 필요가 있다.

앞서 말했듯이 세상에는 절대적인 정답이 없다. 다양한 선택지를 가지고 도전하는 것이 행복해질 확률을 높이는 길이다. 그리고 결과를 모른다는 사실이 오히려 긴장감과 기대감을 자극해 뇌를 활성화하게 된다. 따라서 남은 시간 동안 해보고 싶은 일이 있다면 무엇이든 주저하지 말고 시도해 보는 것이 좋다. 크고 작음을 따지지 말고 무엇이든 시도해 봐야 한다. 예를 들어 살면서 지금까지 요리를 해본 적 없는 남성이라면 요리에 도전해 보는 것도 좋은 시작이 될 수 있다. 처음 접하는 식재료로 한 번도 먹어본 적 없는 요리를 만들어 보자. 만약 요리가 맛이 없더라도 그저 한 번 실패한 것일 뿐이라고 생각하면 그만이다.

나는 인생은 경험의 연속이라고 믿는다. 그래서 라멘을 좋아하는 나는 일주일에 4~5번은 라멘을 먹고 맛있어 보이는 집을 발견하면 줄을 서서 기다리기도 한다. 기대한 라멘이 훌륭하면 큰 기쁨이고 맛이 없을 때는 아쉽긴 하지만 후회할 일은 없다. 시도해 보지 않으면 그 맛을 알 길이 없기 때문이다. 늘 가던 라멘 가게만 고집하는 사람은 더 맛있는 라멘을 평생 먹을 수 없다. 새로운 가게는 맛이 없을 수도 있지만 예상외로 맛있는 곳일 때도 많다. 그렇기에 경험을 거듭하는 인생은 더 재미있고 풍요로워진다.

현모양처 할머니보다
바람둥이 할아버지가 사랑받는 이유

한 요양원 직원이 흥미로운 이야기를 들려준 적이 있다. 같은 치매 환자임에도 모두에게 환영받는 할아버지와 반대로 가까이하기 꺼려지는 할머니가 있다는 것이다. 할아버지는 젊은 시절부터 이른바 바람둥이로 알려져 있었다. 그러나 그가 가끔 직원들을 곤란하게 하는 행동을 하긴 해도 직원들은 그의 나이와 병을 고려해서 웃으며 넘어가거나 늘 웃는 그의 얼굴을 보며 마냥 미워하기는 어려웠다고 한다. 반면 문제의 할머니는 늘 불만을 드러내고 피해망상이 심해 물건을 도둑맞았다는 말을 자주 해 입소자들조차 아무도 가까이 다가가려 하지 않았다고 한다.

특히 흥미로웠던 점은 그 두 사람의 과거였다. 할아버지는 젊었을 때부터 바람둥이 기질이 있어서 끊임없이 바람을 피웠고 아내는 물론 자녀들에게도 존경받지 못했다. 반면 할머니는 평생 가족에게 헌신하며 살아온 전형적인 현모양처였고 주변 사람들은 그녀를 정말 대단하다며 감탄했다고 한다.

'치매에 걸려도 사랑받는 사람'과 '치매에 걸려서 미움

받는 사람'의 차이는 무엇일까? 치매 환자를 많이 접한 내 생각에는 젊었을 때의 삶과 연관이 있는 것 같다. 젊었을 때 상처를 많이 받은 사람일수록 고령이 되었을 때 대인 관계에서 더 엄격한 태도를 보이는 경향을 보이는 것이다.

늘 성실했던 사람은 자신에게 엄격했을 뿐 아니라 타인에게도 같은 기준을 적용하는 경우가 많다. 이러한 태도는 나이가 들어도 쉽게 바뀌지 않는다. 더군다나 뇌가 노화함에 따라 감정 조절이 어려워지면서 완고한 태도와 미움을 사는 언행이 더 쉽게 드러나게 된다. 반면 젊었을 때 바람을 자주 피울 만큼 사교적인 사람들은 비록 젊은 시절 많은 사람에게 상처를 줬더라도, 결국 치매에 걸린 노년의 성격에 구김살이 없어 주변 사람들에게 사랑받는 경우가 많다. 물론 바람둥이 같은 삶이 바람직하다고는 할 수 없다. 다만 자유분방하고 사교적인 성향이 노년기 대인 관계에서 긍정적인 면으로 작용하는 경우가 있다는 점은 주목할 만하다.

치매가 오면 본성이 더욱 선명해진다

요쿠후카이병원에서 근무하던 시절 당시 정신과 부장이었고 지금은 작고하신 다케나카 호시로 선생님께 나는 많은 것을 배웠다. 그 배움은 매우 뜻깊었고 지금도 늘 감사하게 생각하고 있다. 다케나카 선생님은 치매에 대해 자신의 결핍 증상에 대한 인격의 반응이라고 말씀하셨다. 즉 치매 증상은 자신이 이전에 지녔던 능력이 서서히 사라지는 과정에서 그 사람의 원래 성격이 반응하면서 다양한 형태로 나타나는 것이라고 할 수 있다.

결핍 증상 중 하나인 기억 장애로 지갑을 어디에 두었는지 기억나지 않는 경우를 생각해 보자. 원래 의심이 많았던 사람은 지갑이 없어지면 누가 훔쳐 갔다며 소동을 피운다. 또 걱정이 많은 사람은 기분이 가라앉고 심한 경우 우울증에 빠질 수 있다. 반면 원래 태평한 성격의 사람은 전혀 신경 쓰지 않을 것이다. 결국 치매로 인해 생기는 결핍 증상은 누구에게나 나타날 수 있지만 그에 대한 반응은 각자의 성격에 따라 전혀 다르게 나타난다. 이것은 치매뿐 아니라 나이가 들수록 원래 성격이 강하게 드러나는 현상과도 관련이 있다.

　전두엽 기능 저하로 감정 억제가 어려워지면서 원래 화를 잘 내는 사람은 더욱 화를 내고 걱정이 많은 사람은 더욱 불안해하며 완고한 사람은 더 고집스러워진다. 치매 증상이 나타나면 이러한 경향은 더욱 뚜렷해진다. 오랜 세월에 걸쳐 형성된 개인의 성격을 완전히 바꾸는 것은 거의 불가능하다. 하지만 사고방식은 바꿀 수 있다. 성격을 바꾸는 것은 어렵더라도 가능한 한 사고방식을 낙관적이고 밝게 전환하는 것이 제2의 인생을 더욱 편안하게 살아가는데 도움이 된다.

대출금에 허덕이던 시절의 사치가 오히려 버팀목이 되었다

나이가 들면 금전에 대해서도 다시 생각해 봐야 한다. 미래에 대한 불안감 때문에 연금을 받기 시작한 후에도 저금을 계속하는 고령자들이 적지 않다. 그러나 의료 현장에서는 오히려 죽기 전에 돈을 더 많이 쓰지 못한 것을 후회하는 환자들이 많았다.

몸이 약해지거나 치매 증상이 심해지면 의외로 돈을 쓸 일이 많지 않다. 여행이나 음식을 즐길 체력과 기력도 부족하고 요양 보험이 적용되어 특별 간병 요양 센터에 입소하게 되면 대체로 연금 범위 내에서 비용이 해결된다. 그제서야 사람들은 노년이 되어서까지 절약하며 저금할 필요가 없었다는 사실을 깨닫고 돈을 편하게 쓰지 못한 것을 후회한다. 그렇기 때문에 몸과 마음이 건강하고 인지 기능에 문제가 없을 때 돈을 쓰며 인생을 즐겨야 한다는 것이 나의 주장이다.

돈은 단순히 가지고 있는 것보다 사용할 때 더 큰 가치를 발휘한다는 인식 전환이 필요하다. 자신의 즐거움을 위해 돈을 쓰고 여유가 있다면 타인을 위해 사용하는 것이 행복감을 높여주며, 이는 마음의 건강과 면역력을 높이고 궁극적으로 노화 속도를 늦추는 데에도 도움이 된다. 실제로 돈을 어디에 쓸지 고민하는 것만으로도 전두엽은 활발하게 작동한다. 사고 싶었던 물건을 구매했을 때는 아드레날린이 분비되어 기분이 좋아지고, 내일부터 열심히 살아보려는 의욕이 자연스럽게 샘솟는다. 이것이 전두엽이 자극된다는 증거이고 항상 주저하던 고가의 물건을 샀을 때 더 큰 자극을 주게 된다. 평소 근검절약을 실천하는 사람이라도 가끔은 사치를 해보자. 한 달에 한 번쯤 자신을 위한 소비는 전두엽을 자극해 마음을 더욱 풍요롭게 만든다.

나는 와인을 좋아해서 일을 열심히 했을 때는 더 좋은 와인을 마신다. 비용은 좀 더 들지만 맛있는 와인을 마실 때 느끼는 행복감은 말로 표현할 수 없을 만큼 크다. 그런 나도 코로나19 시기에는 와인을 마시기 어려웠다. 대표로 있던 온라인 교육 회사의 고객이 크게 줄고 강연 의뢰도 서서히 줄어 매달 아파트 대출금을 갚지 못할 정도가 되었다. 결국 어쩔 수 없이 대출을 받았다. 언젠가 중요한 날을 위해 아껴두었던 와인을 울며 겨자 먹기로 다른 사람에게 넘기고 그 돈으로 대출금을 갚은 적도 있었다.

하지만 그 당시 비싼 와인을 샀던 것에 대해 후회하지 않았다. 맛있는 와인을 마신다는 경험 자체에 만족했으며, 설령 가난해지더라도 그때의 추억을 양분 삼아 살아갈 수 있을 것이라고 생각했다. 다행히 코로나19가 끝나며 경제가 회복되었고 저서도 잘 팔리면서 이전의 생활로 돌아갈 수 있었다. 그 경험을 통해 열심히 살면서 즐긴 추억은 평생을 지탱해 주는 자산이 된다는 사실을 깨달았다.

실제로 요양원에 입소한 고령자들을 보면 "젊을 때 이런 엄청난 경험을 했다", "그때 돈을 다 써서 빈털터리가 됐지만 그렇게 유쾌할 수가 없었다"며 즐거운 추억을 이야기할 때 생기가 돈다. 만약 누워 지내야 하는 상황이 오더라도 빛나는 추억은 남은 인생을 지탱해 줄 것이다. 이것이야말로 진정으로 현명한 소비가 아닐까. 결국 우리가 죽을 때 남는 것은 추억뿐이니 말이다.

나이가 들면 병과 함께 살아간다

노인 의료에 오랫동안 종사해 온 의사로서 나이가 들면 병에 관한 생각도 바뀌었으면 하는 바람이 있다. 일본인은 쉽게 의사를 만날 수 있어서 건강 진단 결과에 조금만 이상이 있어도 전부 정상으로 돌려야 한다고 생각하거나 어떤 병이 발견되면 빨리 치료해야 한다고 여긴다. 그러나 나이가 들면 고혈압이나 혈당, 콜레스테롤 수치가 다소 높아지거나 질병이 발견되는 경우가 많다. 이런 변화는 자연스러운 현상이므로 몸 상태와 조화를 이루며 지내는 방법을 찾으면 된다. 고령자에게는 '제로 코로나'처럼 모든 질병을 없애려고 하기보다 '위드 코로나'처럼 병과 함께 살아가는 태도가 더욱 도움이 된다.

여러 질병이 있더라도 꾸준히 관리해 악화되지 않도록 하는 것이 중요하다. 약 복용 또한 의사의 지시를 무조건적으로 따르기보다 자신의 상태를 점검하고 필요하다면 의료진과 상담을 통해 조정하는 것이 좋다. 고령자의 경우 검사 결과에서 이상 수치가 나왔다고 해서 이를 바로잡기 위해 약을 먹으면 오히려 몸이 나른해지는 경우가 많다. 나이가 들면 누구나 동맥경화가 진행되어 혈관벽이 두꺼워지기 때문에 일정 수준 이상의 혈압이나 혈당 수치가 있어야 온몸에 충분한 산소와 포도당이 공급된다.

　나 역시 혈압, 혈당, 콜레스테롤, 중성 지방 수치가 모두 높다. 혈압은 약을 복용해 조절하고 있는데, 지나치게 낮추면 어지러움이 생기기 때문에 현재는 약 170mmHg 정도에서 유지하고 있다. 혈당은 약을 쓰기보다는 걷기나 스쿼트 같은 운동으로 관리하고 있다. 내 몸에는 이런 방식이 가장 잘 맞는 듯하다. 물론 이는 어디까지나 나의 경험일 뿐이며, 사람마다 몸의 반응은 다르므로 반드시 의료진의 지도를 받으며 조절해야 한다.

암이든 치매든 걸린 대로 살아간다

나는 암에 걸리더라도 최대한 수술하지 않고 다른 사람들과 어울리며 지내고 싶다. 수술한다고 해서 반드시 건강해질 것이라는 보장은 없다. 특히 고령자는 수술 후 체력이 저하되어 누워 지내야 할 수 있다. 예를 들어 일본에서는 위암 수술 시 전이를 우려해 위의 대부분을 절제하기 때문에 체력이 거의 바닥나게 된다.

좋아하는 음식도 못 먹고 하고 싶은 일도 할 수 없다면, 억지로 수술을 택하기보다 노화의 흐름 속에서 삶의 질을 우선하는 방법을 고려할 수도 있다. 실제로 고령자의 경우 암의 진행 속도가 비교적 느리고 전이가 잘 일어나지 않는 경우도 있어, 상황에 따라서는 치료보다는 암과 함께 살아가며 생활의 균형을 지키는 쪽이 더 나을 수 있다. 물론 이는 어디까지나 상황과 사람에 따라 다르며 어떤 길을 택할지는 반드시 의료진과 상의해야 한다. 나는 개인적으로 치매에 걸린다 해도 그 나름대로의 삶을 이어가려 한다.

치매 환자는 통증을 잘 느끼지 못하는 경우도 있는 듯하다. 요쿠후카이병원 치매 병동에 있을 때 어쩌다 넘어져 대퇴골경부 골절을 입은 환자들이 있었는데, 매우 고통스러울 법한데도 아무렇지 않게 걸어 다녀서 놀란 적이 있다. 어쩌면, 통증을 느끼지 못하게 되는 것도 치매가 주는 하나의 선물일지 모른다.

인간관계는
좋아함과 싫어함이 기준이다

치매에 걸렸을 때 어떤 사람은 주변으로부터 외면당하지만, 어떤 사람은 오히려 많은 도움을 받는다. 예를 들어 학교 친구들이나 직장 동기들과 여행 이야기를 할 때 "걔 치매 걸린 것 같은데 그래도 부를까?", "으음, 좀 번거로울 것 같은데"라는 반응이 나올 수 있다. 그러나 또 다른 사람들은 "다 같이 도와주면 괜찮지 않을까?"라고 말하며 함께 하자고 할 수도 있다. 관계가 이해관계로만 이루어져 있다면 치매에 걸린 순간 쉽게 소외된다. 사회적 지위 덕분에 유지되던 관계라면 치매에 걸린 뒤에는 곧바로 가치 없는 사람으로 전락하기 쉽다. 하지만 평소에 주변을 잘 챙기고 친절하며 함께 있으면 즐거운 사람이었다면 치매에 걸렸더라도 사람들은 "같이 가자"고 말할 것이다.

나이가 들면 인간관계는 이해관계나 사회적 지위가 아니라 그 사람과 함께 있으면 즐거운지가 기준이 된다. 따라서 어느 시점부터는 인간관계를 함께 있을 때의 호감도를 기준으로 판단해야 한다. 이런 의미에서 정년퇴직은 인간관계를 정리할 최적의 시기라고 할 수 있다. 정년을 맞이하면 자신을 속박했던 조직뿐 아니라 오랫동안 힘들게 했던 인간관계로부터도 자유로워질 수 있다. 달갑지 않은 관계에서 은퇴할 수 있는 것이 정년퇴직이다. 이제는 의리, 겉모습, 이해관계와 같은 요소에 얽매일 필요 없이 함께 있을 때 즐겁고 편안한 사람만 만나면 된다.

하지만 정년퇴직 이후에도 여전히 인간관계를 바꾸지 못하고 전 상사에게 신경을 쓰거나 자녀가 다 컸는데도 의리로 엄마들 모임에 나가는 사람이 적지 않다. 스트레스를 주는 관계를 지속하는 것은 인생을 낭비하는 것이며 이는 심신을 지치게 만든다. 실제로 인간관계는 스트레스 요인 중에서도 가장 큰 영향을 미치며 우울증이나 자살의 원인이 되기도 한다. 그래서 나도 상담할 때 종종 "그 사람과 만나지 않는 게 좋다"는 조언을 하곤 한다. 나 역시 기본적으로 싫은 사람은 만나지 않는다. 오는 사람 막지 않고 가는 사람 잡지 않는 성격으로, 마음이 잘 맞고 진심을 나눌 수 있는 상대는 한두 명 정도면 충분하다. 이 정도면 노년까지 충분히 행복하게 살 수 있다.

친구는 많을 필요 없다. 친구가 적을수록 신경 쓸 일도 줄어든다. 함께 있을 때 마음이 편한 사람이라면 만나겠지만 스트레스를 주는 사람은 굳이 만날 필요가 없다. 특히 치매에 걸렸을 때 나를 외면하는 사람이라면 그런 친구는 더더욱 의미 없다. 누구나 언젠가는 치매에 걸릴 수 있다. 따라서 "치매 진단받았어"라고 말했을 때 "어, 나도 치매에 걸려서 며느리가 귀찮아해" 같은 이야기를 자연스럽게 주고받을 수 있는 신경 쓰지 않아도 되는 편안한 인간관계를 맺는 것이 중요하다.

정년 후에는 부부 관계를
새롭게 시작한다

정년이 가까워지면 부부 관계를 재점검하는 것이 좋다. 남편이 정년퇴직하는 시기는 보통 자녀가 이미 독립한 상태라서 부부만의 시간이 시작된다. 회사에 다닐 때는 야근이나 술자리로 늦게 귀가하던 남편이 퇴직 후에는 하루 종일 집에 있어서 같은 공간에서 함께 보내는 시간이 늘어나게 된다. 상대가 누구든, 사이가 나쁘지 않더라도 하루 종일 같이 있다 보면 결점이나 흠이 보이기 마련이다. 남편이 집에서 빈둥거리며 아내의 외출을 못마땅해하는 상황이라면 결국 아내는 그런 상황을 견디지 못하게 된다. 집이 스트레스의 원인이 될 경우 그로 인한 정신적 부담은 매우 커질 수밖에 없다.

이런 현상은 남성 호르몬의 작용과도 관련이 있다. 남성 호르몬은 성욕뿐 아니라 의욕과 사교성 등 전반적인 에너지의 원천이 되기 때문이다. 하지만 남성은 나이가 들수록 남성 호르몬 분비가 줄어들면서 활동 의욕이 저하된다. 반면 여성은 폐경 이후 남성 호르몬이 늘어 활동성과 사교성이 높아진다. 자연스럽게 아내의 바깥 활동이 늘어나 이전보다 밖에 있는 시간이 길어진다. 만약 남편이 그런 아내를 보며 집안일도 안 하고 밖에만 나간다고 불평만 늘어놓는다면 아내는 남편이 없는 다른 인생을 살고 싶다는 생각을 하게 된다. 그 결과 황혼 이혼에 이르는 부부가 많다. 모두 나름의 이유는 있겠지만 하루 종일 함께 있는 상태가 반드시 부부 관계에 긍정적인 것은 아니다. 그래서 추천하는 노년의 결혼 생활 방식은 가깝지도 멀지도 않은 관계이다. 예를 들어 아르바이트나 봉사 활동, 외식 등 일상에서 일부러 외출하며 서로 일정한 거리를 유지하는 것이다. 가깝지도 그렇다고 멀지도 않게 의도적으로 함께 있는 시간을 줄이는 것이 부부 관계를 건강하게 유지하는 전략이 될 수 있다.

이런 방식으로 의외로 잘 지내는 부부들이 많다. 경우에 따라 별거 형태를 선택하기도 한다. 서로를 구속하지 않고 각자 좋아하는 일을 하며 가고 싶은 곳에 가고 만나고 싶은 사람을 만나다 이따금 함께 식사한다. 이런 가깝지도 멀지도 않은 결혼 생활이 제2의 인생에서 이상적인 부부의 모습일 수 있다.

인생이 길어진 만큼
파트너도 바뀔 수 있다

20~30대에 결혼할 때 많은 사람이 자신과 잘 맞는지보다 상대의 경제력, 학력, 외모 같은 조건을 우선시한다. 나역시 그런 경향이 강했다고 할 수 있다. 하지만 결혼 후 일이나 육아를 하는 동안에는 서로의 문제점이 잘 드러나지 않다가 자녀가 독립하고 둘만 남게 됐을 때 다양한 문제가 드러나면서 노후까지 함께 지내는 것은 어렵겠다고 하게 되는 경우가 종종 있다.

만약 지금의 배우자와 잘 맞지 않는다고 생각한다면 앞으로도 꼭 함께 있어야 하는가에 관해 진지하게 고민해 볼 필요가 있다. 함께 여행을 떠나 즐거운지를 확인하거나 미니 가출을 해보는 것도 하나의 방법이다. 혼자 여행 갔을 때 외로움을 느낀다면 상대는 자신에게 큰 안식처였던 것이고, 반대로 편안함과 해방감을 느낀다면 그 거리감을 유지하는 것이 정신 건강에 도움이 될 수 있다.

현실적인 문제도 함께 고려해야 한다. 언젠가는 둘 중 한명이 치매에 걸리거나 간병이 필요한 상황이 될 가능성이 높기 때문이다. 그때가 오기 전에 '이 사람의 기저귀를 갈아 줄 수 있을까', '내가 치매에 걸렸을 때 이 사람에게 간병을 받고 싶은가'라는 질문을 스스로에게 던져보자. 간병이 필요한 상황이 되면 그때는 관계를 끊어내기 어렵다.

참고로 나의 어머니는 70대에 같은 무덤에 묻히고 싶지 않다는 이유로 아버지와 이혼했다. 어머니는 아버지와의 관계가 좋지 않아 혼자 오사카에서 상경한 뒤 내가 운영하던 온라인 교육 사업을 도우며 경제적으로 자립했고 이후 이혼을 선택했다. 아버지는 홀로 남게 되었지만, 다행히 마음이 맞는 여성을 만나 비교적 즐겁게 생활했고 걱정 없이 각지를 돌아다니다 86세에 생을 마감했다. 90세를 넘긴 어머니는 지금도 다양한 서비스를 받을 수 있는 고령자 주택에서 건강하게 혼자 생활하고 있다. 2021년에는 두 번의 골절로 입원했지만 코로나19 탓에 병문안도 갈 수 없는 상황이었다. 당시 입원한 고령자들은 가족조차 만나지 못 못하는 상황에서 대화 기회가 더 줄어들며 치매 발병 위험이 상당히 컸지만 어머니는 치매에 걸리지 않았고 재활 치료에 힘쓴 결과 지금은 보행 보조기를 사용해 걸을 수 있을 정도로 회복되었다.

아마도 어머니에게는 평생 이렇게 누워 지내고 싶지는 않다는 강한 의지가 있었던 것으로 보인다. 어머니는 여전히 불평이 많은 분이시지만 오히려 그것이 삶에 대한 의욕을 보여주는 증거라고 생각한다. 이처럼 70대부터 각자의 삶을 다시 시작하는 부부도 있다. 서로를 이해하지 못한 채 억지로 결혼 생활을 지속한다면 행복한 노후는 보장받을 수 없다. 인간의 수명이 늘어난 시대에 20~50대까지 함께한 배우자와 60대 이후 30년 가까이 함께할 사람은 달라도 괜찮다고 생각한다.

자식과 따로 살지 않으면
말년이 불행해진다

일본에서 이상하다고 생각하는 점 중 하나는 자녀가 아무리 나이가 들어도 여전히 어린애 취급을 받는다는 것이다. '8050 문제'가 이를 단적으로 보여주는 문제다. 이는 80대 부모가 사회와 단절된 채 지내는 50대 자녀를 돌보느라 정신적, 경제적으로 큰 부담을 지게 되는 사회 문제로 이러한 상황은 비극이라고 할 수 있다.

자녀가 은둔형 외톨이는 아니더라도 부모에게 지나치게 의존하는 사례가 적지 않다. 2020년 국세 조사에 따르면 50세까지 한 번도 결혼한 적 없는 사람의 비율인 생애 미혼율은 남성 28.3%, 여성 17.8%이다. 물론 자녀가 자립했다면 큰 문제가 되지 않겠지만 부모와 계속 같이 살며 생활비를 비롯해 여러 면에서 의존하는 경우가 여전히 많다.

부모가 고령이 될수록 자신이 죽은 뒤에도 자녀가 힘들지 않았으면 하는 마음에 재산을 자녀에게 남기고 싶어 하는 경우가 많다. 나이가 들수록 자기 자신을 위해 돈을 써야 더 행복해질 수 있는 법인데 유산을 남기려는 생각에 정작 자신을 위해 돈을 쓰지 못하는 고령자들이 의외로 많다.

지금까지 자녀를 위해 최선을 다했는데도 여전히 뭔가를 남겨줘야 한다고 느끼는 부모가 있는가 하면 자신이 자녀를 부양해 왔기 때문에 이제는 자녀가 간병 해주는 것이 당연하다고 생각하며 의존하려는 부모도 있다. 부모와 자식 간의 관계가 가까울수록 자녀가 부모의 간병 책임을 떠맡는 경우가 많으며 재택 간병을 선택한 자녀 중에는 직장을 그만두고 간병을 우선시하는 이들이 적지 않다. 그러나 부모가 80대가 되면 자녀도 중장년층에 접어들어 정신, 체력적으로 쉽게 지칠 수 있다.

자녀는 귀엽고 소중한 존재이지만 '평생 돌봐야 한다', '재산을 남겨줘야 한다', '노후에는 자녀가 돌봐야 한다', '자녀에게 미움받지 않아야 한다'는 생각을 버리지 않으면 부모와 자식 모두가 불행한 결말을 맞을 수 있다. 후회 없는 인생을 살기 위해서는 자녀와 건강한 거리를 유지하고 부모 스스로의 행복을 우선시해야 한다. 자녀와의 관계는 지나치게 밀착되지 않도록 '자녀는 자녀, 나는 나'라는 기준을 세울 필요가 있다. 이렇게 하지 않으면 남은 인생을 의미 있게 보내기 어렵다.

자녀가 직업이 없거나 우울증을 앓고 있더라도 자녀는 납세자로서 세금을 내고 공적 안전망도 마련되어 있으므로 모든 문제를 부모가 짊어질 필요는 없다. 오히려 부모가 자녀의 자립을 이끌 수 있고 노후 간병 부담을 자녀에게 떠넘기는 상황을 피함으로써 부모와 자녀 모두가 힘들어지는 일을 예방할 수 있다.

무엇보다 자신의 재산은 자신의 행복을 위해 사용하는 것이 중요하다. 자녀에게 유산을 남긴다고 하더라도 그것이 오히려 다툼의 원인이 되거나 재산이 있다는 이유로 불행해지는 경우도 많기 때문이다. 이때 주의할 점은 치매에 걸렸을 경우 자녀가 마음대로 '성년 후견을' 신청하고 법원이 이를 받아들이면 본인의 재산임에도 불구하고 자유롭게 사용할 수 없게 되는 상황이 발생할 수 있다는 것이다. 실제로 이러한 이유로 비참한 결말을 맞는 고령자들이 꽤 많다. 따라서 치매가 발병하기 전에 '임의 후견' 제도를 활용해 신뢰할 수 있는 사람이 재산을 관리하도록 미리 지정해두어야 한다. 단순히 자녀라는 이유만으로 전적으로 신뢰하는 것은 매우 위험하다.

상속세 100%를 주장하는 이유

나의 경험에 따르면 자산이 있는 부모의 자녀일수록 부모의 부동산 등 재산을 처분해 부모를 질 높은 요양원에 모시려는 생각은 하지 않는다. 오히려 부모가 생을 마감할 무렵, 자녀는 이미 60~70대가 되어 교육비나 주택 담보 대출 부담이 없는데도 여전히 부모의 재산을 노리는 경우가 많다. 가정 형편이 어려운 자녀 세대는 대부분 부모를 재택 간병하게 되며 그로 인해 자신의 노후까지 더욱 어려워진다. 간병 때문에 직장을 잃고 결국 생활 보호를 받게 되는 경우도 적지 않다. 그런데도 TV에서는 생활 보호 대상자를 비난하면서 부모의 재산 덕분에 부유하게 사는 사람들을 셀럽으로 칭송하는 현실은 참으로 아이러니하다.

나는 지금도 버블 시절 전철 안에서 들었던 한 초등학생의 말을 잊지 못한다. 명문 중학교 입시를 준비하던 그 아이는 "가이세이에 붙고 도쿄대에 가도 어차피 집 한 채 못 사잖아"라고 말했다. 당시 도심의 땅 부자 자녀는 슈퍼 리치가 되었지만 도쿄대 출신 직장인은 겨우 교외의 좁은 아파트 하나를 마련하는 수준에 불과했다. 내가 상속세 100%를 집요하게 주장하는 이유는 부모 재산을 당연히 상속 받는다는 인식을 바꾸지 않으면 공정한 경쟁 사회가 형성되지 못하고 초고령 사회 또한 극복할 수 없기 때문이다. 다만 내가 주장하는 상속세 100%는 타협적인 방식으로, 부모의 사업을 승계한 자녀나 부모의 간병을 맡은 자녀에게는 감세를 적용하고 그 외의 형제에게만 상속세를 100% 부과하자는 취지다.

현행법은 부모에게 의지하지 않거나 의절한 자녀에게도 평등하게 상속하게 되어 있지만, 일정 부분 부모의 의사를 반영할 수 있는 방식이 적용되어야 한다고 생각한다. 특히 현실에서는 농업을 잇지 않는 형제들이 농지를 상속함으로써 실제로 농업을 이어가는 장남이 형제에게 지대를 내야 하거나 형제 간의 관계가 좋지 않을 경우, 상속된 토지가 방치되어 황폐해지는 일이 종종 발생한다. 도쿄로 떠나 농사를 짓지 않는 이들의 경우 상속세가 100%라면 자연스럽게 상속을 포기하게 되어 이러한 문제를 줄일 수 있을 것이다.

내가 상속세 100%를 주장하는 또 다른 이유는 세대 간 갈등을 방지하기 위해서다. 상속세를 늘리지 않으면 소비세는 20~25%까지 오르고 소득세와 보험료가 급여의 절반 이상을 차지하게 될 것이다. 이러한 재원이 대부분 고령층을 위해 사용된다면 젊은 세대는 연금이나 의료, 간병의 의미에 회의감을 갖게 되고 실제로 그런 분위기가 확산하고 있다. 따라서 60~70대 자녀 세대가 상속을 포기하고 그 재산을 의료, 복지, 연금의 재원으로 활용하는 것이 바람직하다. 이렇게 하면 젊은 세대에 부담을 지우지 않고 문제를 해결할 수 있으며 상속세를 고령자 복지를 위한 목적세로 활용하는 것도 하나의 방법이 될 수 있다.

무엇보다 고령자들이 어차피 세금으로 낼 돈이라는 인식을 갖게 되면 소비가 촉진되어 장기화한 소비 불황도 해소할 수 있다. 고령자 중심 산업이 활성화되고 자비 부담형 요양 서비스가 정착되면 고용 창출과 비즈니스 기회도 함께 확대된다. 물론 상속세를 피하고자 해외로 이주하는 사람도 있겠지만 시간이 지나면 일본의 치안이나 음식이 그리워 다시 돌아올 가능성이 있다. 그런 경우 재입국 시점에 100% 상속세를 부과하면 된다. 나는 상속세 100% 제도가 고령자들이 치매에 걸리더라도 안심하고 행복하게 살아갈 수 있는 사회로 가는 가장 빠른 길이라고 믿는다. 이러한 제안이 아직도 긍정적으로 받아들여지지 않는 현실이 안타까울 따름이다.

현명한 치매를 위한 마법의 말

고령자들과 대화를 나눠보면 현명한 치매에 걸린 사람들은 긍정적이고 밝은 말을 자주 한다는 특징이 있다. 긍정적인 말은 뇌를 자극해 의욕을 높이고 행복감을 증진 시키는 효과가 있는 것으로 알려져 있다. 반대로 나이가 들어 부정적인 생각에 빠지면 전두엽 기능이 저하되고 이는 의욕 감퇴와 행동력 저하로 이어져 결국 전두엽 기능이 더욱 악화하는 악순환에 빠질 수 있다. 그러므로 고령일수록 의식적으로 긍정적인 사고를 하려는 노력이 중요하다. 갑자기 생각을 바꾸는 것이 어려울 수 있지만 먼저 긍정적인 말을 사용하는 것부터 시작하는 것이 효과적이다. 이는 뇌가 '생각'보다 '입 밖에 낸 말'을 더 신뢰하는 특성이 있기 때문이다.

예를 들면 실제로 즐겁지 않더라도 '즐겁다'고 말하면 뇌는 과거의 즐거웠던 기억을 불러내어 실제로 즐거운 감정을 느끼게 된다. 이처럼 사고를 바꾸기보다는 먼저 말을 바꾸는 것이 더 효과적이다. 또한 현명한 치매에 걸린 사람들의 긍정적인 말버릇을 관찰하고 정리해 뒀다가 그것을 소리 내어 말하는 것만으로도 전두엽이 자극되어 긍정적인 감정을 일으킬 수 있다.

현명한 치매를 위한 마법 주문

- 그만큼 나이를 먹었으니까, 치매에 걸리는 건 당연하지
- 케세라세라, 될 대로 되겠지
- 생각해도 소용없는 일은 잊어버리자. 어차피 잊는 건 이제 잘하니까
- 뭐든 해보지 않으면 모른다. 시험 삼아 뭐든 해보자
- 나와 의견이 달라도 '그럴 수도 있겠다'라고 생각하자
- 그동안 고생 많았어. 이제는 좀 편하게 지내자
- 잘할 수 있었는데 뭐 어쩔 수 없지
- 꽤 오래 살았네. 그래도 아직 할 일은 많아. 비록 치매에 걸렸지만 하하하!

잊지 말고 매일 웃자. 웃음은 뇌를 활발하게 만들고 세로토닌 같은 행복 호르몬을 분비해 인지 기능 유지에 효과가 있다. 또 스트레스를 줄이고 면역력 향상에도 도움이 된다. 스트레스 학설로 유명한 생리학자 한스 세리에 박사는 "슬퍼서 우는 것이 아니라, 우니까 슬퍼지는 것이다", "즐거워서 웃는 것이 아니라 웃으니까 즐거워지는 것이다"라고 말하기도 했다.

결국 누구나 치매에 걸릴 수 있으니 긍정적인 말과 웃음으로 현명하게 치매에 대비하자.

4장

치매에 걸려도 행복한 사람의 생활 습관

혼자 생활하며 느긋하게 살아가는
고령자들에게는 공통점이 있다.
바로 자신의 노화를 재미있게 생각하고
긍정적으로 받아들이는 태도다.
이들은 누구에게도 방해받지 않고
아침부터 저녁까지 자신의 흐름대로
느긋하게 생활한다.

치매를 진단받아도
지금 할 수 있는 일을 계속한다

3장에서는 치매에 걸렸을 때 행복하게 살아가기 위한 마음가짐에 관해 설명했다. 4장에서는 매일 실천할 수 있는 구체적인 방법들을 소개하려 한다. 지금까지 책이나 SNS 등을 통해 여러 차례 언급한 내용이지만 이 책의 독자 중에는 이를 처음 접하는 분도 있을 수 있어 몇 가지 중요한 내용들을 소개하고자 한다.

가장 중요한 것은 치매에 걸렸더라도 지금 할 수 있는 일을 줄이지 않는 것이다. 치매는 뇌의 노화에서 비롯되기 때문에 진행을 늦추기 위해서는 계속 뇌를 사용해야 한다. 특히 전두엽 기능이 떨어지면 의욕이 사라지고 머리와 몸을 덜 쓰게 되어 옷 갈아입기나 쇼핑 같은 기본적인 일조차 하지 않게 된다. 가족이 도와주면 오히려 그 도움에 의존하게 되어 아무것도 하지 않으려는 경향이 생기기도 하며, 이는 뇌와 신체 기능의 저하를 더욱 가속한다. 그러므로 어제 할 수 있었던 일은 오늘도 계속해야 하는 것이 좋다.

치매에 걸렸더라도 세탁기나 전자레인지, 식기세척기처럼 익숙한 가전제품을 사용할 수 있다면 그 상태를 유지하는 것이 좋다. 새로운 가전으로 교체하거나 집을 리모델링하는 것은 오히려 좋지 않다. 새로운 정보는 치매 환자의 뇌에 잘 입력되지 않기 때문이다. 한 번 치매로 인해 하지 못하게 된 일은 회복이 어렵긴 해도 뇌에 여전히 사용할 수 있는 기능이 남아 있기 때문에, 지금 할 수 있는 일은 계속해서 유지해야 한다. 하지만 현실에서는 치매 진단을 받으면 대부분 '이제 혼자 외출할 수 없다', '가사도 할 수 없다', '할 수 없는 일이 더 많아졌다' 등 부정적으로만 생각한다. 그러나 이러한 사고방식은 남아 있는 능력도 제대로 활용하지 못하게 만들며 오히려 뇌의 노화를 더욱 빠르게 진행하는 결과를 초래할 수 있다.

치매에 걸렸다고 해서 모든 것을 할 수 없게 되는 것은 아니다. 대부분 치매는 서서히 기능이 저하되며 중기까지는 상당한 잔존 기능이 유지된다. 그렇기에 치매 진단을 받았더라도 지금까지 해오던 일을 계속하는 것이 중요하다. 예를 들어 술집을 운영 중이라면 운영을 계속하고, 농사를 하고 있다면 농사일을 지속하는 것이 바람직하다. 요리나 청소 등 일상적인 일들도 마찬가지로 할 수 있는 한 지속해야 하며 경도 치매 상태에서 운전이 가능하다면 운전도 계속하는 것이 좋다.

결국 중요한 것은 치매라는 사실을 있는 그대로 받아들이는 것이다. 할 수 없는 일은 인정하되 여전히 할 수 있는 일은 최대한 활용하며 긍정적으로 살아가는 것이 중요하다. 이러한 자세는 치매 진단 이후에도 오랫동안 행복한 삶을 이어가는 데 도움이 된다.

치매는 혼자 지낼수록 진행 속도가 느려진다

치매에 걸렸더라도 혼자 건강하게 생활하는 고령자는 많다. 치매가 어느 정도 진행된 상태에서도 매일 정해진 시간에 일어나 이불을 정리하고 아침을 준비하며 고양이에게 밥을 주는 등 일상적인 루틴을 꾸준히 유지하는 사람들이 의외로 많다. 일반적으로 부모가 치매에 걸리면 많은 사람이 혼자 생활하기 어려울 것으로 생각하여 함께 살기를 선택하지만 실제로는 혼자 사는 것이 치매 진행을 늦추는 데 도움이 된다. 가족이 모든 것을 대신해 주는 환경보다는 혼자 생활하면서 머리와 몸을 사용하는 것이 낫기 때문이다.

또한 같이 살게 되면 요양 보험 서비스를 이용하는 데 제약이 생길 수 있어 가족과 함께 사는 것이 반드시 최선은 아닐 수 있다. 지금은 혼자 사는 고령자를 위한 다양한 보호 서비스가 잘 마련되어 있다. 요양 보험을 통해 방문 요양 서비스나 주간보호서비스 등을 이용할 수 있으며, 최근에는 안부 확인 기능이 포함된 식사 배달 서비스도 인기를 끌고 있다. 또 갑자기 건강이 악화했을 때 펜던트형의 긴급 버튼을 누르면 경비 업체 직원이나 구급차가 출동하는 긴급 신고 시스템도 이용할 수 있다.

혼자 사는 고령자는 흔히 외롭고 불쌍하다는 부정적인 이미지가 강하지만 실제로는 그렇지 않은 경우도 많다. 시골에 사는 할머니들의 경우 매일 집안일을 하면서 여유로운 시간을 보내고 가끔은 가까이 사는 친구들과 차를 마시거나 텃밭을 가꾸기도 한다. 누구에게도 방해받지 않고 아침부터 저녁까지 자신의 흐름대로 느긋하게 생활한다.

혼자 생활하며 느긋하게 살아가는 고령자들에게는 공통점이 있다. 바로 자신의 노화를 재미있게 생각하고 긍정적으로 받아들이는 태도다. 예를 들어 '뭐 하려고 했지? 또 까먹었네', '오늘은 무릎이 아프네. 근데 어제는 허리도 아팠으니까, 오늘이 어제보다는 낫네', '벌써 밤이네. 하루종일 아무것도 안했는데도 시간이 빨리 간다니까' 라고 하며 치매 증상조차 유쾌하게 받아들인다. 이러한 고령자들은 치매와도 공존하며 기분 좋고 느긋하게 생활한다. 실제로는 가족과 함께 사는 고령자보다 혼자 사는 고령자의 자살률이 더 낮은데, 이는 때로 가족이 고령자를 심리적으로 궁지에 몰아넣기 때문일 수도 있다. 혼자 사는 삶이 외로울 수도 있지만 시간이 지나면 자연스럽게 적응하게 될 것이다.

계속 발전하는 주간보호서비스를 통해
자신만의 즐거움을 찾다

　치매에 걸렸기 때문에 오히려 경험할 수 있는 즐거움도 있다. 그중 하나가 요양 보험을 통해 이용할 수 있는 주간보호서비스의 즐거움이다. 처음에는 마음이 내키지 않았더라도 여러 번 이용하다 보면 직원들과 친해지고 안면 있는 사람들도 생기면서 대화나 다양한 활동이 즐거워져 주간보호서비스에 가는 날을 기다리게 된다.

　요양 보험 제도가 시작된 지 20년 이상이 지나면서 주간보호서비스도 풍부한 노하우와 경험을 바탕으로 날로 발전하는 중이다. 과거 유치원 같은 이미지에서 벗어나 어린이 같은 활동은 줄이고 고령자에게 맞는 프로그램으로 변화하고 있다. 예전에는 노래를 부른다고 하면 동요를 합창하는 경우가 많았지만, 지금은 쇼와 시대의 가요나 새로운 노래를 부르는 경우가 많다.

　직원의 말에 따르면 동요는 아이 취급을 받는 느낌 때문에 참여율이 저조했다고 한다. 주간보호서비스는 사업소마다 차이는 있지만 노래방 기계를 이용한 노래 부르기, 그림 그리기, 서예, 수예, 요리, 바둑, 장기 등 다양한 레크리에이션을 제공한다. 이전에는 흥미가 없었던 활동이라도 한번 해보면 재미를 느낄 수 있는 프로그램을 만날 수도 있다. 의외로 자신이 그림을 잘 그리거나 춤을 잘 춘다는 것을 발견하게 되면 더 잘하고 싶은 욕구와 기력이 생겨나 주간보호서비스에 가는 것이 더욱 즐거워질 것이다.

내일이 없을 수도 있으니
지금을 소중히 즐기자

앞에서도 언급했듯이 학력이나 사회적 지위가 높은 사람일수록 주간보호서비스 이용을 꺼리는 경향이 있다. 그러나 불필요한 자존심이나 과거의 자신을 과감히 내려놓고 현재의 자신에게 집중하고 현재를 즐길 수 있는 사람이야말로 진정으로 행복한 노후를 보낼 수 있다. 무엇이든 좋다. 그것을 경험하는 시간을 마음으로 즐길 수 있다면 인생은 행복해진다. 또 현재를 열심히 즐기는 태도는 치매에 걸린 사람의 삶의 질을 높이고 증상의 진행도 늦출 수 있다.

치매에 걸리든 걸리지 않든 결국 우리 모두가 현재를 즐겁게 살아야 하는 것은 똑같다. 누구나 서서히 기억을 잃어가고 나이와 상관없이 언제 죽을지 알 수 없기 때문이다. 평균 수명을 근거로 앞으로 30년 더 살 수 있다고 생각하지만, 나이가 들수록 갑작스럽게 심근경색이나 뇌졸중 등으로 쓰러져 사망할 가능성도 커진다. 실제로 80대는 20대보다 내일 죽을 확률이 약 30배나 높다고 한다. 이처럼 정말 내일 죽을 수도 있다는 사실을 잊지 말아야 한다.

1년 후나 1주일 후의 특별한 즐거움도 물론 의미 있지만 지금 이 순간 자신을 기쁘게 하고 작은 행복을 누리는 삶이 가장 중요하다. 좋아하는 한류 스타를 보는 것, 노래방에서 신나게 노래하는 것, 케이크를 입에 가득 넣고 먹는 것, 좋아하는 와인을 마시는 것 등 무엇이든 상관없다. 지금을 즐기지 않으면 손해다.

최고의 두뇌 훈련법은
사람과의 소통이다

최근 주목받고 있는 두뇌 훈련법은 뇌를 자극해 인지 기능 저하를 방지하는 효과가 있다고 알려져 많은 이들이 실천하고 있다. 그러나 여러 연구에 따르면 치매 예방에는 거의 효과가 없는 것으로 나타났다. 『네이처』와 『JAMA』와 같은 의학 잡지에 발표된 조사 결과에 따르면, 미국 앨라배마 대학의 카린 보울 연구팀이 2,832명의 고령자를 대상으로 실시한 실험에서 '언어 기억', '문제 해결 능력', '문제 처리 능력' 등 특정 과제를 훈련하면 해당 과제 점수는 향상되었으나, 다른 인지 기능에는 아무런 긍정적 효과가 없었던 것으로 밝혀졌다. 즉, 특정 과제에는 효과가 있더라도 뇌 전체 기능에는 영향을 미치지 않는다는 것이다.

그렇다면 어떤 훈련법이 효과적일까? 경험상 가장 효과가 좋았던 방법은 바로 사람과의 소통이었다. 타인과의 대화는 예측할 수 없는 상대의 반응과 전개에 즉각적으로 대응해야 한다. 그 과정에서 새로운 정보를 얻거나 이야깃거리를 찾아내고 상대의 생각과 기분을 파악하는 데 뇌 특히 전두엽을 활발히 사용하게 된다.

내가 치매 환자에게 주간보호서비스를 강력히 추천하는 이유도 이 때문이다. 주간보호서비스에 가면 좋든 싫든 사람들과 소통할 수 있는 기회가 많아지기 때문이다. 치매에 걸렸더라도 증상이 심해지기 전까지는 예전처럼 대화할 수 있다. 비록 5분 전 일을 잊을 수는 있지만 대화를 이어가며 즐거움을 느끼는 능력은 여전히 유지된다. 결국 사람과의 소통은 최고의 두뇌 훈련법이며, 당연히 치매가 아니더라도 다양한 사람들과 자주 대화하는 것이 좋다.

전두엽 단련은 인풋보다 아웃풋

내가 존경하는 영문학자이자 『사고 정리학』 뜨인돌출판사, 2009의 저자인 도야마 시게히코 선생님과 함께 퇴직 후 공부법이라는 주제로 잡지 대담을 나눈 적이 있다. 대담이 시작되자마자 도야마 선생님이 "나이 먹어서까지 공부하면 안돼"라고 하셔서 놀랐다. 자세히 들어보니 나이가 들면 지식을 단순히 입력하는 인풋형 공부보다는 지금까지 쌓아온 지식과 경험을 가공하고 응용해 새로운 지혜를 창출하는 아웃풋형 공부로 전환해야 한다는 말씀이었다. 이는 뇌의 노화를 늦추는 데도 뛰어난 통찰인 듯 하다.

퇴직 후 지식을 쌓기 위해 아무리 어려운 책을 읽고 정보를 입력해도 전두엽의 노화를 늦추는 데는 거의 효과가 없다. 인풋이라고 할 수 있는 뇌에서 정보를 받아들이는 역할은 측두엽이 담당하고 전두엽은 축적된 기억과 지식, 정보를 종합해 활용하는 기능을 맡고 있다. 따라서 전두엽을 훈련하기 위해서는 인풋보다 아웃풋이 중요하다. 아웃풋 기능을 의식적으로 훈련하면 전두엽을 더욱 효과적으로 활성화할 수 있다.

전두엽을 훈련하는 구체적인 방법 중 하나는 바로 일기

쓰기이다. 매일 일기를 쓰다 보면 특별히 재미있는 일이 없다고 생각할 수 있지만, 사실 평범한 하루를 되짚어보는 것 자체가 전두엽 훈련의 기회가 된다. 하루 동안 있었던 일을 아침부터 밤까지 떠올리고 그중 어떤 내용을 쓸지 선택하고 구체적인 장면과 느낌을 기억해내는 모든 과정이 전두엽을 자극하는 트레이닝이 되기 때문이다.

일기는 길게 쓸 필요 없이 3~4줄 정도만 써도 충분하다. 중요한 것은 손으로 직접 써야 효과가 있다는 점이다. 컴퓨터나 스마트폰 사용이 일상화되면서 손 글씨를 쓸 기회가 줄었는데, 타이핑이나 터치는 손끝만 반복적으로 움직이면 되기 때문에 뇌를 많이 사용하지 않는다. 반면 수기로 글을 쓰는 행위는 펜을 잡고 생각을 정리하며 손끝을 섬세하게 움직여야 하므로 뇌를 더욱 활발히 자극한다. 특히 일본어는 한자, 히라가나, 가타카나로 구성되어 있어 각 글자를 인식하는 뇌의 부위가 서로 다르며 글자를 종이에 적절히 배치하기 위해 공간 인식 능력까지 사용하게 된다.

수기는 컴퓨터나 스마트폰으로 글자를 입력하는 것보다 훨씬 넓은 범위의 뇌를 사용한다. 일상 생활 속에서 가장 간단하면서도 실천하기 쉬운 방법이자 건망증 예방에 효과적인 방법이 바로 메모이다. 나도 요즘은 메모하지 않으면 금세 잊어버리는 일이 많아졌다. 예를 들어 인터넷에서 본 연구가 참고가 될 것 같아 나중에 읽으려고 해도 기억에만 의존하거나 이름을 따로 메모하지 않으면 전혀 생각나지 않을 때가 많다. 좋은 아이디어가 떠올라도 시간이 조금만 지나면 사라지는 경우가 많아 지금은 되도록 바로 메모하려고 한다. 무엇보다 쓴다는 행위 자체는 아웃풋 작업으로, 전두엽을 자극하는 훌륭한 두뇌 트레이닝이다.

나의 경우 강연회나 유튜브를 통해 정보를 제공하는 활동도 중요한 아웃풋 훈련이다. 이는 축적된 지식을 꺼내어 조합하고 새로운 생각을 도출하는 과정으로, 전두엽을 강화하는 데 효과적이다. 또 정리된 생각이나 의견을 타인에게 설명하는 행위 역시 전두엽 활성화에 긍정적인 영향을 미친다. 앞서 언급한 도야마 선생님도 주 3회 지적인 친구들과 토론회를 가지며 꾸준히 아웃풋 활동을 이어갔다. 그는 90대에도 왕성한 호기심을 유지했고 96세에 생을 마감하기 직전까지도 지속적으로 아웃풋 활동을 했기 때문에 현역 학자로서 활동할 수 있었다.

일상 속 처음을 늘리는 노력을 해보자

전두엽은 인간이 자연계의 치열한 생존 경쟁 속에서 살아남기 위해 진화한 뇌 부위로, 예기치 못한 상황에 유연하게 대응하는 데 중요한 역할을 한다. 하지만 나이가 들수록 사람들은 익숙한 방식으로 일상을 반복하게 되면서 점점 변화를 피하려는 경향이 강해진다. 늘 가던 식당만 가거나 같은 작가의 책만 읽는 등 변화를 꺼린다. 하지만 전두엽은 예상치 못한 새로운 경험으로 가슴이 뛰는 상황에서 특히 활발히 반응한다.

그래서 나는 일주일에 두 번, 연간 100회 정도는 의도적으로 낯선 경험을 하려고 노력한다. 무엇이든 괜찮다. 예를 들면 점심 도시락을 살 때 늘 가던 가게 대신 처음 가는 곳을 선택하거나 산책할 때도 익숙한 길이 아닌 새로운 골목길을 일부러 걷는다. 또 새로 생긴 라멘 가게를 찾아가 보는 등 의식적으로 일상 생활에서 '처음'을 찾곤 한다. 앞서 말했듯이 인생은 경험이다. 앞으로 벌어질 일을 예측하기보다 일단 해 보자는 마음으로 행동에 옮기면 된다. 새로운 경험을 많이 할수록 뇌는 더 젊어지고 전두엽 또한 건강해진다. 사소한 것이라도 좋으니 일상에 변화를 주는 것을 습관화하자.

재미없는 TV 프로그램은
뇌 노화를 촉진한다

　TV는 대체로 흥미롭지 않은 상식을 일방적으로 전달하고 시청자는 이를 수동적으로 받아들이기 때문에 전두엽이 거의 활동하지 않는다. 특히 코로나19 시기처럼 편향된 정보만 반복되면 불안감이 증폭되며 이로 인한 스트레스는 전두엽 기능에 부정적인 영향을 미칠 수 있다.

　TV는 흑백논리에 기반한 사고방식을 유도하는 경향이 있다. 세상은 다양한 회색 영역으로 이루어져 있는데도 TV는 '아군인가 적군인가', '정의인가 악인가'처럼 극단적인 이분법적 관점을 반복적으로 제시한다. 이러한 이분법적 사고방식은 전두엽을 가장 편안하게 만드는 방식이지만 하루종일 TV 앞에서 수동적으로 수긍만 하는 생활은 치매로 이어질 수 있는 지름길이다. 내가 TV를 비판하는 이유는 특히 고령자들을 수동적인 존재로 만들어 결국 바보로 만들기 때문이다. 고령자들은 주로 역사 드라마만 시청하고, 밤 11시 이후에는 젊은 층을 대상으로 한 프로그램이 편성되어 있어 고령자들이 접근하기 어렵다. 다만 최근에는 유튜브나 넷플릭스같은 OTT 서비스를 통해 영화나 예능, 옛날 만담 프로그램 등 다양한 콘텐츠를 선택적으로 시청할 수 있게 되면서 TV 활용의 폭이 넓어졌다.

TV 역시 가끔 수준 높은 드라마나 다큐멘터리를 방송하므로 무조건 피하라는 의미는 아니다. 중요한 것은 정보를 수동적으로 받아들이지 않고 비판적으로 사고하는 습관을 들이는 것이다. 예를 들면 '정말 이 사람이 나쁜 사람일까?', '좋은 일도 하지 않았을까?', '더 나쁜 사람도 있지 않을까?' 등 스스로 질문을 던지고 의심해 보는 것이다. 이러한 사고 훈련을 반복하면 사고가 유연해지고 한쪽 생각만 고집하는 편협한 노인이 되는 것을 막을 수 있다.

기본적으로 전두엽을 활성화하려면 반론을 떠올려야 한다. 단순히 어려운 책을 읽는다고 똑똑해지는 것이 아니며 그 내용에 반박하거나 의문을 제기하며 사고할 때 뇌는 단련된다. 반드시 어려운 책일 필요는 없으며 어떤 주제든지 반론을 시도해보는 것으로 충분하다. 이 책을 읽는 지금도 마찬가지다. '말은 쉽지만 현실은 달라요. 세상은 그렇게 만만하지 않으니까요'라고 반론하며 읽어 보자. 나 역시 내가 하는 말이 모두 정답이라고 생각하지 않는다. 다양한 의견을 주고받는 것만으로도 전두엽은 건강해질 수 있다.

뇌의 노화를 늦추는 수면 방법

　뇌의 노화를 늦추는 데 효과적인 방법 중 한 가지는 수면이다. 알츠하이머형 치매는 뇌에 아밀로이드 베타라는 불필요한 단백질이 쌓이고 뇌 신경세포가 사멸하면서 진행되는 것으로 알려져 있다. 특히 수면이 부족하면 이 단백질이 증가한다.

　사람은 죽기 전까지 체내에서 계속 노폐물을 생성하는데, 일반적인 노폐물은 림프관과 혈액을 통해 소변으로 배출되지만, 뇌의 노폐물은 수면 중에 처리된다. 미국 존스홉킨스 대학의 조사에 따르면 수면 시간이 6시간 이하인 그룹은 아밀로이드 베타 침착량이 가장 많았고 7시간 이상인 그룹은 가장 적었다. 하지만 수면 시간이 무조건 길다고 좋은 것은 아니다. 수면 시간이 9시간을 넘으면 오히려 인지 기능에 악영향을 줄 수 있어 하루 7~8시간 수면이 치매 예방에 가장 적절한 것으로 알려져 있다. 하지만 7~8시간 수면조차 숙면을 취하지 못하는 고령자도 많다. 나이가 들수록 잠들기 어려워지거나 수면의 질이 저하되는 일이 흔해져 불면증을 호소하는 경우가 많다. 수면은 중요하지만 억지로 자려고 하면 오히려 스트레스가 되어 건강에 해로울 수 있다. 정신과 의사 모리타마 사타케는 "잠자야 한다

고 생각하기 때문에 불면증이 생긴다"며 수면은 자연스러
운 현상이므로 억지로 자려는 강박은 버려야 한다고 강조
했다.

　나이가 들면 매일 출근할 필요가 없으므로 반드시 밤
에 자야 한다는 고정관념에서 벗어나 잠이 올 때 자면 된
다. 밤에 잠이 안 올 때는 아침이나 낮에 자는 것도 괜찮다.
나 역시 심부전으로 이뇨제를 복용하면서부터 새벽에 깨
는 일이 많아졌다. 보통 밤 11시 전에 잠자리에 들면 새벽에
3~4번 정도 깨고 6시 30분에서 7시 사이에 개운하지 않은
상태로 일어난다. 침대에 머무는 시간은 7~8시간이지만
실제 수면 시간은 부족하다.

　그래서 나는 1시간 정도의 낮잠을 습관화하고 있다. 의학
적으로는 20분 낮잠이 좋다고 하지만 나에게는 1시간이 더
잘 맞는다. 이보다 짧으면 오히려 개운하지 않다. 결국 의
학적 근거만큼 자기 감각이 더 중요하며 낮잠 덕분에 점심
이후에도 무리 없이 일할 수 있으니 상관 없다고 생각한다.
특히 나이가 들수록 완벽을 추구하기 보다는 상관없다는
느긋한 태도가 더 중요하다.

격한 운동보다 햇볕을 받으며
기분 좋게 걷는 게 낫다

　워킹, 조깅, 수영 등의 유산소 운동은 뇌 기능 저하를 방지하고 뇌를 젊게 유지하는 데 효과적이다. 그중에서도 걷기를 특히 추천한다. 신체의 노화는 다리와 허리에서 시작되므로 평소 걷기 운동을 통해 이 부위를 단련하는 것이 좋다. 걷기는 기본적인 운동으로 심폐 기능과 대사 기능을 향상 시키고 식욕도 촉진 시킨다. 반면 격한 운동은 활성 산소 발생을 증가시켜 노화를 촉진할 수 있으므로 주의가 필요하다. 걷기가 부담스럽다면 산책도 뇌 건강에 도움이 된다.

　나 또한 산책하면서 계절마다 피는 꽃을 보고 바람 냄새를 맡고 매일 길에서 새로운 것을 발견하는 경험을 통해 전두엽이 자극되고 노화가 늦춰진다고 느낀다. 중요한 것은 몸을 움직이는 것이고, 몸을 움직이면 그 자극이 뇌를 활성화한다. 이때 중요한 것은 즐거움이 동반되어야 꾸준하게 할 수 있다는 것이다. 예를 들어 쇼핑을 하거나 친구들과 만나기 위해 카페에 가거나 서점에서 마음에 드는 책을 고르거나 미술관을 방문하거나 취미 모임에 참가하는 것처럼 자신이 좋아하는 활동을 통해 자연스럽게 몸을 움직이면 뇌에 적절한 자극을 줄 수 있다. 억지로 하기 싫은 운동을 지속하는 것보다 훨씬 즐겁게 실천할 수 있다.

특히 햇빛을 쬐며 걸으면 우리 몸은 행복 호르몬이라고 불리는 신경 전달 물질인 세로토닌 분비를 촉진한다. 세로토닌은 즐거움, 쾌감, 의욕을 일으키는 도파민이나, 공포, 분노, 불안을 유발하는 노르아드레날린처럼 서로 다른 신경전달물질의 균형을 잡아주는 역할을 하며 마음의 안정을 돕는다. 중장년층이 되면 세로토닌 분비가 감소한다. 어떤 사람은 사소한 일에도 행복을 느끼는 반면, 또 어떤 사람은 별일 아닌데도 쉽게 짜증을 내는데 이는 뇌 속의 세로토닌 양과 관련 있을 수 있다. 걷기와 같은 운동은 세로토닌 분비를 촉진하므로 햇빛을 받으며 걷는 습관은 행복한 노년을 위한 최고의 생활 방식이라 할 수 있다.

고기를 즐기는 노인은 왜 더 젊고 건강할까

고깃집 스파이처럼 느껴질 만큼 고령자에게 육식을 권하는 데는 이유가 있다. 고기에는 행복 호르몬인 세로토닌의 재료인 아미노산 트립토판이 풍부하게 들어 있다. 고기를 섭취하면 고령화와 함께 감소하는 세로토닌을 보충할 수 있고 이는 뇌의 노화를 늦추는 데 도움이 되며 노인성 우울증 예방에도 효과적이다.

또 세로토닌에서 생성되는 멜라토닌은 수면과 각성 리듬을 조절해 졸음을 유도하는 호르몬으로, 많이 분비될수록 수면의 질이 높아진다. 또한 고기에는 남성 호르몬을 활성화하는 단백질 성분이 포함되어 있어 사람을 더욱 활동적으로 만든다. 남성 호르몬은 장년층의 이혼과도 관련이 있다. 폐경 후 사교적으로 변하는 여성과 달리 남성은 나이가 들수록 남성 호르몬 분비가 감소해 활동 의욕이 떨어지는 경향이 있다.

나이가 들어도 활동적인 고령자들은 대체로 고기를 즐겨 먹는 경향이 있다. 실제로 80세에 세계에서 세 번째로 높은 산인 에베레스트 등정에 성공한 프로 스키 선수이자 등산가인 미우라 유이치로 씨는 86세에 남미 최고봉 아콩

카과산에 도전했고 90세가 넘어서도 500g의 스테이크를 먹었다. 99세까지 장수한 작가 세토우치 자쿠초와 105세 의사 히노하라 시게아키 역시 고기를 즐긴 것으로 알려져 있다. 콜레스테롤 수치를 걱정해 육식을 꺼리는 사람도 있지만 콜레스테롤은 뇌의 신경 세포를 구성하는 성분이며 세로토닌을 뇌로 운반하는 데 중요한 역할을 한다.

콜레스테롤이 나쁘다고 생각하는 경향이 있지만, 수치가 정상보다 조금 높은 정도라면 건강에 큰 문제가 없으며 오히려 콜레스테롤이 부족할 경우 면역력이 저하되거나 암 발생 위험이 증가할 수 있다. 동맥 경화에 관해서는 좋고 나쁜 것이 존재하는 것이 사실이지만, 이른바 콜레스테롤 역시 남성 호르몬의 재료가 되기 때문에 어느 정도는 필요하다. 건강의 정도를 종합적으로 판단할 때는 통계를 따르는 것이 가장 합리적이다. 최근 통계에서도 콜레스테롤 수치가 높은 사람이 오히려 장수한다는 데이터가 발표되고 있다. 그러니 안심하고 '육식 노인'이 되어 보자.

의사가 시키는 대로 하지 않고
좋아하는 음식을 먹는다

"아무리 좋아해도 단 음식은 줄이세요."
"염분은 가능하면 삼가는 게 좋아요."
"술은 끊어야 합니다."

50~60대가 되면 혈당이나 혈압 수치가 높다는 진단을 받고 약을 먹거나, 단 음식이나 신 음식을 줄이는 등 식단을 조절하는 사람이 많다. 하지만 그런 모습을 보면 안타까운 마음이 들기도 한다. 의사 말대로 하면 오래 살 수 있을지도 모르지만, 육아와 사회적 책임을 모두 끝낸 시점이라면 이제는 하고 싶은 대로 살아가는 것도 좋지 않을까 싶다.

수명이 조금 단축되더라도 좋아하는 음식을 먹는 것이 더 나을 수 있다. 30년 동안 좋아하는 것을 참고 사는 것보다 20년 동안 좋아하는 음식을 즐기며 살아가는 편이 훨씬 만족스러운 여생이 될 수 있다. 실제로 최근에는 콜레스테롤이나 혈당 수치를 억지로 낮추는 것이 오히려 수명을 단축시킬 수 있다는 연구 결과도 발표되고 잇다. 하지만 일본은 예후 조사나 장기 추적 데이터가 부족해 의사의 말이 반드시 절대적이라고는 할 수 없다.

고령자가 되면 먹고 싶은 음식을 먹는 것이 좋다. 나이가 들수록 식단이 단조로워지고 이에 따라 저영양 상태에 빠지면 몸과 뇌의 노화가 더 빨라진다. 지금까지 많은 고령자를 지켜본 결과 치매 환자는 대체로 체중이 감소했다.

70대에 들어서면 건강 검진 수치에 얽매일 필요는 없다. 솔직히 말해 나는 건강 검진 자체도 꼭 필요하다고 생각하지 않는다. 오히려 그런 수치에 집착할수록 외모나 심리적으로 나이가 더 들어 보이게 할 수 있다. 실제로 젊어 보이는 70대 환자들은 혈압이나 콜레스테롤 수치가 다소 높은 경우가 많고, 반면에 우울증이 있는 70대 환자들은 건강 검진 수치가 정상 범위에 있는 경우도 꽤 있다.

좋아하는 음식을 참으면 뇌는 지속적으로 불만 상태에 놓이게 되지만 욕망을 적절히 해소하면 전두엽이 활성화되고 생활도 즐거워진다. 이로 인해 면역력도 향상되어 암 예방 효과도 기대할 수 있다. 고령자에게는 참지 않는 삶이 오히려 건강한 삶이라고 할 수 있다. 단 음주는 예외이다. 금주할 필요까지는 없지만 과도한 음주는 전두엽을 위축시키고 세로토닌 수치를 떨어뜨려 우울증을 악화시킬 수 있다. 따라서 좋아하는 음식을 먹되 술은 기분 좋을 정도로 적당히 즐기는 것이 바람직하다.

치매와 치아의 깊고도 무서운 관계

　뇌의 퇴화를 막기 위해서는 씹는 능력이 중요하다. 실제로 치아 상태가 나쁜 사람은 치매에 걸릴 확률이 높다는 조사 결과도 있다. 70세 이상 고령자를 대상으로 한 조사에 따르면 뇌가 건강한 사람의 평균 치아 수는 14.9개였던 반면 치매 의심 환자는 9.4개에 불과해 뚜렷한 차이를 보였다. 또 치아 수가 적을수록 뇌의 위축 정도도 크다는 연구 결과도 확인되었다. 이러한 결과에 대해서는 두 가지 원인을 생각해 볼 수 있다. 첫째, 씹는 횟수가 줄어들면 뇌에 전달되는 자극이 감소해 인지기능이 저하될 수 있다. 둘째, 씹는 힘이 약해져 섭취량이 줄거나 부드러운 음식 위주로 식사하면 뇌와 신경세포에 필요한 비타민 등의 영양소가 부족해질 수 있다.

　치아뿐 아니라 잇몸 관리도 중요하다. 특히 주의해야 할 것은 치주병이다. 치주병은 염증이 잇몸을 통해 혈액 속으로 침투해 온몸으로 퍼질 수 있어 전신 건강에 악영향을 줄 수 있다. 특히 치주병 균이 뇌에 도달하면 아밀로이드 베타의 증가를 유발할 수 있는 것으로 알려져 있다. 치주병이 가장 많이 발생하는 시기는 45~54세이며, 아밀로이드 베타가 뇌에 축적되기 시작한 후 치매가 발병하기까지는 거의 25년이 걸린다. 이는 알츠하이머형 치매가 급격히 증가하는 70대와 시기가 일치하며, 치주병과 치매 사이에 깊은 연관이 있다는 것을 의미한다.

또 치주병에 걸리면 당뇨병 증상이 악화하며 실제로 당뇨병 환자 다수가 이미 치주병을 앓고 있어 두 질환이 서로 영향을 준다는 사실을 알 수 있다. 또 치주병 균은 심장 판막이나 내장에 염증을 일으키고 동맥 경화를 촉진하여 협심증이나 심근경색 등으로 이어져 전신 건강에 부정적인 영향을 미친다.

따라서 고령자에게는 식후 양치 습관과 정기적인 치과 검진이 필수적이다. 나는 임플란트를 포함해 치아에 투자하는 것이 노화 방지를 위해 중요하다고 강조한다. 제대로 씹을 수 있도록 치아를 잘 관리하면 식사의 즐거움이 커지고 예쁜 치아는 웃는 얼굴과 자신감을 만들어 사람들과의 소통도 활발해진다. 결국 치아에 대한 투자는 그만큼 큰 보상으로 돌아온다.

젊게 살면 몸과 마음 둘 다 젊어진다

현대 심리학에서는 사람의 마음은 내부에서 자연스럽게 나오는 것이 아니라 외부 환경에 의해 형성된다는 견해가 주류를 이룬다. 예를 들어 의사가 흰 가운을 입으면 환자의 생명을 구해야 한다는 사명감이 자연스럽게 생긴다는 식이다. 이 원리는 마음을 젊게 유지하는 데에도 적용된다. 거울 속 자신의 모습이 젊어 보인다고 느끼면 자연스럽게 행동도 젊어지게 된다. 어떤 사람들은 자신의 노화 모습을 보고 외모 관리를 결심하기도 하지만 '아직 괜찮은데!'라고 생각하면 몸과 마음 모두가 건강해진다.

겉모습을 꾸미는 즐거움은 전두엽을 자극하여 의욕을 높이고 이는 다양한 도전으로 이어져 외모까지 젊어지게 하는 선순환을 만든다. 옷을 고르는 일도 전두엽을 활발하게 하며 옷 색상에 따라 기분도 달라질 수 있다. 노년층은 검정, 갈색, 회색 같은 어두운 색의 옷을 자주 입는데 이는 기분을 가라앉게 만들 수 있다. 색상은 심리적으로 큰 영향을 미치기 때문에 밝은색의 옷을 입는 것이 좋다. 특히 붉은색은 생기와 활력을 북돋는 색으로, 뇌의 남성 호르몬 분비를 촉진 시킨다. 옛날에는 환갑에 붉은 옷을 입는 풍습도 있었다. 꼭 붉은색 옷이 아니더라도 밝고 생기 있는 색을 선택하는 것이 도움이 된다. TV 산책 프로그램에서 다카다 준지 씨가 붉은 머플러를 두르고 힘차게 걷는 모습이 매우 인상적이었다.

미용 시술의 도움을 받아 외모를 젊게 가꾸는 것도 추천할 만하다. 기미나 주름이 하나 없어지는 것만으로도 마음이 가벼워진다. 실제로 나는 PRP다혈소판혈장 요법이나 보톡스 주사를 활용하고 있으며, 주름이 사라지고 얼굴이 팽팽해져 예전보다 젊어 보인다는 말을 자주 듣게 되어 매우 만족스럽다. 특히 남성은 외모에 신경을 덜 쓰는 경향이 있지만 외모가 늙어 보이면 몸과 마음 모두 동시에 노화할 수 있다. 실제로 정신신경면역학 연구에서는 외모를 통해 마음이 젊어지면 면역 기능 역시 젊어진다는 결과가 보고되고 있다. 남성도 외모가 늙어 보여서 신경 쓰인다면 미용 시술을 고려해 볼 수 있다. 탈모가 있다면 모발 이식이나 가발도 괜찮은 방법이다.

기술의 도움으로 노화의 한계를 더 편하게 극복할 수 있다

나이가 들면 허리와 다리의 근력 약화, 빈뇨, 시력, 청력 저하 등 다양한 노화 증상이 나타나 여러 불편을 겪게 된다. 하지만 노화로 인한 어려움을 잘 극복하는 사람들은 고령이 되어도 건강을 유지하며 간병이 필요한 상황으로 발전하지 않는다. 이들은 평소 하고 싶은 일을 즐기고 가족이나 친구들과의 관계도 원만하게 유지하는 경우가 많다. 요즘에는 고령자를 위한 노안경, 보청기, 기저귀, 지팡이, 미끄럼 방지 신발, 보행기 등 다양한 편의 도구가 마련되어 있다. 예전에는 보청기를 착용하면 나이 들어 보인다는 이유로 꺼리는 사람도 많았지만, 최근에는 성능과 디자인이 향상되어 사용하는 사람이 늘고 있다.

청력 저하를 방치하면 인지 기능 저하를 초래할 수 있다. 란셋 치매 위원회의 보고서에 따르면 중년기45~65세에 청력이 저하되면 치매 위험이 1.9배 높아진다고 한다. 구체적인 원인은 밝혀지지 않았지만, 난청으로 인해 소리 자극이나 뇌에 전달되는 정보의 양이 줄어들면 뇌 위축과 신경세포 퇴화가 일어날 수 있는 것으로 추정된다. 치매에 걸린 상태에서 청력까지 저하되면 대화가 어려워지고 영화나 음악도 즐기지 못해 삶의 질이 크게 떨어진다. 따라서 청력 저하를 느꼈다면 보청기 사용을 적극적으로 고려하는 것이 바람직하다.

나의 어머니는 기술의 도움을 능숙하게 활용한 분이다. 90대였던 3년 전 대퇴골경부가 골절 됐을 때 가족들은 이제 어머니가 혼자서 걷기 어렵고 누워 지내실 것이라고 예상했다. 하지만 어머니는 꾸준한 재활 치료와 보행차의 도움을 받아 혼자 걸을 수 있게 되었다. 이처럼 편리한 도구는 적극적으로 활용하는 것이 좋다.이후 어머니는 다시 골절로 입원하고 재활 치료를 받았지만 결국 걷지 못하게 되어 지금은 휠체어를 이용하고 계신다. 그런데 "휠체어는 편해서 좋네"라며 환하게 웃는 어머니를 보면 더 이상 힘든 재활을 권하고 싶지 않다. 인생이 앞으로 얼마나 남았는지 모르는 만큼 힘든 재활보다는 남은 시간을 웃으며 편하게 보내는 것이 더 의미 있다고 생각하게 되었다.

휠체어 생활을 하게 되면 타인의 도움을 받는 일이 많아지고 간병 부담도 커져서 관련 서비스 이용이 늘게 된다. 하지만 나이가 들면 이러한 도움을 자연스럽게 받아들이는 자세가 필요하다. 이러한 자세는 본인뿐만 아니라 가족에게도 꼭 필요하다.

AI와 로봇은 노후를 편리하게 한다

　스마트폰과 컴퓨터는 시니어 세대에도 중요한 문명의 도구이다. 치매에 걸리면 이런 도구를 사용할 수 없을 것 같다고 생각하지만, 치매 초기에는 사용에 큰 지장이 없다. 2022년 총무성의 통신이용동향조사에 따르면 인터넷 이용 비율은 60대 86.8%, 70대 65.5%, 80대 이상 33.2%에 이르는 것으로 나타났다. 컴퓨터와 스마트폰을 활용하면 온라인 활동이 가능하다. 쇼핑, 정보 검색, 온라인 장기, 마작, 음악, 영화, 라쿠고 감상, 동영상 강좌 수강, 유튜브 시청 등 다양한 콘텐츠를 즐길 수 있다. 무엇보다 이 기기들은 소통의 도구로서도 유용하다. 이메일이나 채팅을 통해 가족, 친구, 지인과 연락할 수 있고, SNS나 블로그를 통해 사회적 연결을 유지할 수 있다.

　최근에는 AI라는 새로운 기술이 치매 환자에게 유용한 조력자로 주목받고 있다. 기존의 IT 기술은 스마트폰과 GPS 추적기를 연동해 치매 환자의 위치를 추적하는 데 그쳤지만 AI는 기억하고 판단하는 능력을 바탕으로 더욱 적극적인 도움을 제공한다. 예를 들어 치매 환자가 메모 했더라도 그 메모장이나 스마트폰의 위치를 기억하지 못하는 경우가 많은데 AI는 더욱 유용한 도움을 줄 수 있다.

AI가 탑재된 보청기 형태의 장치를 사용하면 길을 잃었을 때 집으로 가는 길을 안내받을 수 있다. 또 사용자의 행동을 기억해 아침에 열쇠를 찾지 못하면 어제 몇 시에 어디에 두었다는 식으로 알려준다. AI 카메라가 냉장고에 장착되면 보관 중인 식재료를 인식해 마트에서 토마토를 사려 할 때 이미 두 개가 있다고 알려줄 수도 있다. 이런 AI 제품들이 보급되면 치매 관리가 훨씬 즐겁고 수월해질 것이다.

일본 사회는 특히 남에게 민폐를 끼치면 안 된다는 문화가 강하고 고령자는 이러한 생각이 더 심하다. 하지만 AI나 간병 로봇이 보편화되면 이러한 부담도 줄어들 수 있다. 다만 이러한 기술이 언제 실현될지는 알 수 없다. 기술적으로는 구현할 수 있지만 실제로 관련 제품을 개발하려는 기업이나 인재가 부족한 상황이다. 고령 인구가 전체의 29%에 달하고 치매 환자 수도 600만 명에 이르는 만큼 이 분야의 신속한 발전이 절실하다. 고령자들이 자신을 위해 더 많은 비용을 지불하게 되면 기업들도 이에 부응하여 관련 제품 개발에 적극적으로 나서게 될 것이다. 그렇게 되면 AI와 로봇을 활용해 치매와 함께 즐겁게 살아가는 시대가 더 빠르게 찾아올 것이라 믿는다.

5장

치매는 행복했던 삶을 마무리하는 또 하나의 과정이다

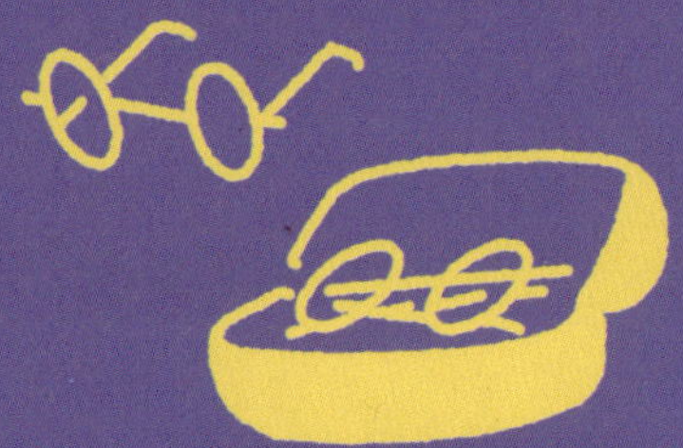

힘들고 싫었던 기억은 치매로
왜곡되거나 흐려져
자신에게 유리하게 저장되는 특징이 있다.
치매는 때때로 괴로운 기억에서
자유롭게 만드는 작용을 한다.

힘들고 싫었던 기억은 치매로
왜곡되거나 흐려져
자신에게 유리하게 저장되는 특징이 있다.

행복의 절정은 82세부터 찾아온다

많은 사람이 70대나 80대가 되면 불행해질 거라고 생각하지만, 이는 어쩌면 착각일지도 모른다. 미국 다트머스대학의 데이비드 블랜치플라워 교수가 인간의 행복도와 나이의 관계를 조사한 결과 행복도는 18세 전후부터 점차 낮아져 47~48세에 가장 낮은 수준에 도달한 뒤, 다시 상승하기 시작하며 82세 이후에는 오히려 가장 높은 수준에 이르는 것으로 나타났다.

블랜치플라워 교수는 행복도가 임금 수준이나 기대 수명과는 관계없이 U자형 곡선을 그린다고 설명했다. 이 같은 경향은 선진국, 개발도상국, 서구권, 아시아권을 막론하고 공통적으로 나타났다. 일본인의 행복도 또한 49세에 가장 낮고 82세 이후에 가장 높게 나타났다. 이처럼 나이가 들수록 행복도가 높아지는 현상을 심리학에서는 노화의 역설이라고 부른다. 고령이 되면 뇌와 신체의 노화뿐만 아니라 가족이나 친구 등 소중한 사람들의 죽음을 경험하는 등 어려운 상황이 늘어나지만 오히려 행복도는 증가한다. 이 역설적인 현상을 과학적으로 설명하기 위해 전 세계적으로 활발히 연구가 진행되고 있다.

과거에는 나이와 행복 사이에 뚜렷한 관련이 없는 것으로 여겨졌다. 그러나 최근 다양한 연구 결과를 보면 인생의 행복도는 U자형 곡선을 그린다. 이를 바탕으로 『인생은 왜 50부터 반등하는가』부키,2021의 저자 조너선 라우시는 고령이 될수록 행복도가 높아지는 이유를 다음과 같이 설명했다. '나이가 들면 가치관이 바뀌고 만족을 얻는 방식도 달라지며 자기 자신도 변화한다. 이러한 변화 덕분에 노년기에도 의외로 충만감을 느끼게 되고 자신의 약점이나 병까지도 자연스럽게 받아들일 수 있게 된다.'

싫어하는 것이 점점 줄어든다

사람의 뇌는 원래 작은 일에도 행복을 느낀다. 어릴 때는 아이스크림 하나에도 기뻐했지만 나이가 들수록 싫어하는 것이 점점 많아진다. 학교에 가면 공부해야 하고 사회에 나가면 싫은 사람과도 만나야 하며 생계를 위해 좋아하지도 않는 일을 해야 하고 출세를 위해 참고 견뎌야 할 일도 많아진다. 이러한 경험들이 쌓이면서 점점 싫어하는 일이 늘어나고 이는 원래 행복한 뇌의 기능을 방해한다.

그래서 우리는 평범한 일상에서는 행복을 느끼지 못하고 여행이나 맛있는 음식을 통해서만 행복하다고 느낀다. 하지만 나이가 들수록 욕구 수준은 점점 낮아진다. 예를 들면 70대에는 더 대단해지고 싶은 욕심이 줄어든다. 욕심이 줄어들면서 행복의 기준도 자연스럽게 낮아지며 젊을 때와는 달리 산책 중 길가에 핀 꽃을 보거나 햇볕을 쬐는 것만으로도 행복감을 느낄 수 있다. 82세부터 행복이 절정에 달하는 것은 몸이 움직이기만 해도 감사할 수 있는 경지에 이르렀기 때문일 것이다. 고령자에게는 아주 사소한 일들이 오히려 인생을 지탱하는 요소가 되며 이러한 당연한 일상의 소중함을 느끼는 것이 노년기의 큰 장점이라 할 수 있다.

　그러나 사회적 지위나 생활 수준이 높았던 사람은 고급 요양원에서 편안히 지내도 행복함을 느끼지 못하는 경우가 있다. 반면 생활이 어려웠던 사람은 특별 간병 요양 센터에서 세끼 식사를 먹고, 친절한 돌봄을 받는 것만으로도 큰 행복을 느낀다. 직급이나 사회적 지위는 오히려 인간 본연의 행복을 방해할 수 있다. 그러나 치매에 걸리면 이런 요소들이 무의미해지고 누구나 점점 더 행복해진다. 처음에는 치매를 받아들이지 못해 괴로울수 있지만 증상이 진행되면서 점차 근심이 줄고 중증 단계에 이르면 밝게 웃는 시간이 많아진다.

　사회생활을 할 때는 타인의 시선, 분위기, 체면 등을 신경 쓰며 불편함을 느끼는 경우가 많지만 나이가 들수록 이러한 속박에서 점차 벗어나게 된다. 그러나 여전히 많은 사람이 타인의 시선을 의식한다. 그러나 치매에 걸리면 오히려 모든 것으로부터 자유로워진다. 치매에 걸리면 타인의 시선을 신경 쓰지 않게 되고 마음속 번뇌도 점차 사라진다. 평소 불만이 많던 사람도 자존심에서 해방되어 매일 웃는 얼굴로 살아간다. 이러한 모습을 보면 치매는 모두에게 평등하고 행복한 병이라는 생각이 든다.

치매는 행복했던 삶을 마무리하는 또 하나의 과정이다

치매의 능력은
인생을 행복하게 만드는 힘

2018년 요시나가 사유리 주연의 영화《북의 벚꽃지기》는 큰 인기를 끌었으며 나 역시 의학 감수자로 참여했다. 요시나가 씨가 연기한 주인공 데쓰는 치매에 걸리지만 자신의 노화를 담담히 받아들이며 병이 진행될수록 오랫동안 자신을 괴롭혀온 트라우마에서 해방된다. 결국 그녀는 진심으로 행복한 웃음을 지으며 영화는 끝이 난다.

실제로 치매가 진행되면 과거의 불쾌한 경험, 부끄러웠던 순간, 상처받은 기억 등은 점차 희미해지고 즐겁고 행복했던 일이나 소중했던 사람들에 대한 기억은 오래 남는 경향이 있다. 수많은 감정 중에서도 가장 강렬했던 감정이 마지막까지 기억되는 경우가 많다. 힘들고 싫었던 기억은 치매로 왜곡되거나 흐려져 자신에게 유리하게 저장되는 특징이 있다. 치매는 때때로 괴로운 기억에서 자유롭게 만드는 작용을 한다. 예를 들면 젊은 시절 남편의 외도로 힘들었던 기억은 치매가 진행되면서 사라지고 남편의 미소나 친절했던 행동만이 기억에 남는 경우가 있다. 내가 정신과 고문을 맡았던 가와사키 사이와이 클리닉의 스기야마 다카히로 원장은 이러한 현상을 자기 유리 법칙이라 명명했다.

이는 치매 환자들에게 공통으로 나타나는 현상으로 자신의 인생을 보호하려는 본능이 작용하는 결과다. 즉 자신을 보호하고자 하는 본능, 자신의 인생을 긍정하려는 본능이 작용하는 것이다.

결국 치매는 고령자의 지난 인생을 행복한 기억으로 바꾸는 능력이 있는 병이다. 사실이 어떻든 자신이 살아온 삶을 스스로 행복했다고 느끼고 즐거웠다고 받아들일 수 있다면 그 기억만으로도 평온한 노년을 보낼 수 있다. 그래서 일부 사람들은 치매를 신이 주신 병이라고 하기도 하며 나 역시 이에 깊이 공감한다.

치매는 행복했던 삶을 마무리하는 또 하나의 과정이다

치매를 치료할 필요가 있을까

치매 환자가 병의 진행을 인식하지 못한 채 행복하게 지 낸다면 꼭 치료할 필요가 있을까. 전 세계적으로 치료 약 개발이 활발히 이루어지고 있으나 현대 의학으로는 이미 진행된 치매 증상을 되돌릴 수 없다. 그렇기에 의사들은 대 증요법에 기댈 수밖에 없다. 그러나 모든 치매 환자가 문제 행동을 보이는 것은 아니다.

실제로 요양 시설에서 생활하는 치매 환자 중에는 병이 진행될수록 더욱 밝아지고 온화해지며 행복해 보이는 사 람도 있다. 이들은 주로 좋은 기억만 떠올리기 때문에 주변 사람들과 기분 좋게 대화하고 비교적 안정적인 상태를 유 지한다. 그 결과 주변 사람들과도 원만한 관계를 유지할 수 있다. 또한 자신을 간병해 주는 사람에게 죄책감을 느끼지 않고 솔직하고 편안하게 일상을 보내는 치매 환자도 있다. 이들은 주변 사람들에게 사랑받으며 행복하게 지낸다. 그 렇다면 이런 사람들에게 과연 치료가 꼭 필요한가 하는 의 문을 품게 된다.

조현증 환자가 망상 속에서 오히려 행복하게 살아가는 모습을 보면 약물을 사용해 현실로 되돌려야만 하는지 스스로 묻게 된다. 실제로 어떤 환자는 자신을 신이라고 믿으며 과대망상 속에서 살아가지만 타인에게 해를 끼치지 않고 자기만의 세계에서 평온하게 지내기도 한다. 물론 조현증 환자 중에는 타인이나 자신에게 위험이 될 수 있는 경우도 있으므로 그런 상황에서는 반드시 치료와 관리가 필요하다. 다만 위험을 끼치지 않는 경우라면 환자가 느끼는 주관적 행복과 삶의 질을 어떻게 존중할 수 있을지 고민이 남는다. 행복은 주관적인 것이며 긴 인생을 돌아보았을 때 행복하다고 느끼는 사람이 진정한 승자라고 할 수 있다. 결국 행복은 행복하다고 믿는 사람의 것이라는 생각이 든다.

치매는 먼저 걸리는 사람이
이기는 것이다

요쿠후카이병원에서 근무하던 시절 80대 중반의 한 남성이 '치매는 먼저 걸리는 사람이 이기는 것'이라고 말한 적이 있다. 그의 부인은 같은 나이로 치매를 앓고 있었지만 조기 진단과 치료 덕분에 증상이 완만하게 진행되었다. 식사 준비나 청소, 세탁 같은 집안일은 남편과 함께라면 어렵지 않게 할 수 있었지만, 외출 후 집을 혼자 찾아오지 못해 항상 남편과 함께 다녔다.

남편이 퇴직했을 때 "내가 치매에 걸리면 부탁해"라고 하자 부인은 웃으며 "저한테 맡기세요. 그 대신 치매에 걸려도 내가 하는 말은 잘 들으세요"라고 답했다고 한다. 그런데 결국 밝고 활동적이었던 부인이 먼저 치매에 걸리게 되었다. 두 사람은 차를 마시며 옛날 이야기를 자주 나누었고, 부인이 늘 추억을 이야기하는 모습을 보면 치매환자 처럼 느껴지지 않았다. 오히려 즐겁게 이야기하는 모습을 보면 부러울 정도였다. 치매는 모든 것을 잊는 병이 아니며 치매이기에 누릴 수 있는 행복도 존재한다. 이처럼 치매를 긍정적으로 바라보는 시선도 가능할 것이다.

치매에 걸려도 더 행복해질 수 있다

"치매에 걸린다고 모든 게 끝나는 건 아닙니다. 오히려 새로운 인생이 시작됩니다." 이는 70세에 치매 진단을 받은 누마다 겐이치로 씨가 76세_{2023년 당시}에 한 말이다. 그는 2023년 9월 26일 후쿠오카현 기타큐슈시에서 열린 '치매에 대한 올바른 이해와 지식 계발'을 위한 심포지엄에서 자신의 경험을 진솔하게 들려주었다.

그는 처음 치매 진단을 받았을 때 발끝부터 무너지는 듯한 충격과 함께 인생이 끝난 듯한 절망감을 느꼈다고 회상했다. 그러나 2021년 기타큐슈시의 홍보물에서 치매 가족 교류회를 발견하고 부부가 함께 참석하게 되면서 인생의 전환점을 맞이했다. 그곳에서 다른 환자들과 교류하며 서로를 이해하게 되었고 점차 생각이 긍정적으로 바뀌었다고 한다. "제가 치매에 걸린 것은 어쩌면 필연일지도 모릅니다. 다른 삶도 있다는 것을 깨닫게 하려고 말이죠. 그래서인지 이 치매 인생을 제대로 살아보고 싶다는 생각까지 들더군요."

이후 그는 부인 마유미 씨의 도움을 받아 노화를 지원하는 기타큐슈 가족 모임에 참석하게 되었다. 그는 '모처럼 치매에 걸렸으니'라는 말을 자주 하며 강연회에서 경험을 소개하거나 자신이 다니는 주간보호서비스 센터에서 치매 선배로서 상담을 해주는 등 활발히 활동을 이어가고 있다.

"제 경험을 나눔으로써 누군가의 마음이 조금이라도 더 자유로워질 수 있다면 그보다 기쁜 일은 없을 것입니다. 다양한 사람들과의 만남과 경험을 통해 치매 덕분에 진정한 나만의 인생을 살고 있다는 생각이 들었습니다. 그렇게 스스로를 있는 그대로 받아들이게 되면서 마음이 한결 편안해졌습니다." 그는 치매를 신이 주신 선물이라고 생각하게 되었다고 한다. 최근 몇 년간 모든 일을 함께 해온 아내 마유미 씨는 이렇게 말한다.

"치매에 걸려도 충분히 빛나게 살 수 있다는 것을 실감했어요. 치매에 걸려도 밝은 미래가 있다는 걸 많은 이들이 알았으면 좋겠어요. 남편을 보면 알 수 있어요." 그리고 누마다 씨는 현재의 심정을 이렇게 밝혔다. "치매에 걸리기 전보다 지금이 좀 더 행복한 것 같아요."

노년기에 재능을 발견할 수 있다

저널리스트 안도 유코 씨의 어머니는 가족의 간병 부담으로 결국 요양 시설에 입소했는데 다행히 좋은 요양원을 만나 예술 요법에 참여하게 되었다. 이후 어머니는 그림을 통해 놀라운 재능을 발견했고 개인전까지 열었다. 사람에게는 누구나 숨겨진 재능이 있다. 하지만 그 재능을 만나지 못하면 재능을 꽃피우지 못한다. 예를 들면 오타니 쇼헤이 선수가 야구를 만나지 못했다면 단순히 운동을 잘하는 청년으로 남았을 것이고 일본 햄 코치가 타격과 투구 중 하나를 선택하라고 했다면 그는 지금의 선수가 되지 못했을 것이다.

어린 시절 수학은 잘하지만, 국어 못했던 내가 만약 부모님이나 선생님으로부터 "수학만 하지 말고 국어도 제대로 해라"라는 조언을 들었다면 지금의 나는 없었을 것이다. 또 공부는 잘하지만, 운동은 못했던 나에게 어머니는 "넌 바뀌지 않을 테니 공부해서 먹고살 수 있을 정도로 잘해야 해"라고 말씀하셨다. 그래서 공부에 집중했고 도쿄대학 의학부에 입학해 결국 의사가 되었다. 재능이라고 할 수 있을지는 모르겠지만 내가 잘할 수 있는 일에 끝까지 매달려서 지금의 내가 될 수 있었다고 생각한다. 이는 재능을 만날 수 있는 기회가 있어야 재능을 꽃피울 수 있다는 것이다. 이런 기회는 나이가 들어서도 찾아올 수 있으며 치매에 걸린 후에도 충분히 가능하다.

그런 의미에서 치매에 걸리든 걸리지 않든 고령이 된다는 것은 뜻밖의 재능을 찾을 수 있는 기회라고 할 수 있다. 젊을 때는 회사에 다니거나 육아에 지쳐 제대로 시간을 낼 수가 없다. 그러다 시간적인 여유가 생겨서 새롭게 뭔가를 배워 보면 의외로 자신의 재능을 발견하게 될지도 모른다. 자신의 재능을 그냥 지나칠 사람은 아무도 없을 것이다. 나이가 들면 체면도 덜 신경 쓰게되고 시간도 얼마든지 있다. 치매에 걸렸더라도 재능을 꽃피울 기회는 얼마든지 있다.

치매에 걸린 후 나의 꿈은
강연하며 느긋하게 사는 것이다

나는 내 직업이 참으로 행운이라고 생각한다. 허풍처럼 들릴 수 있겠지만 신에게 감사할 정도다. 오랫동안 노인 정신과 의사로 일하면서 내 인생관이 크게 바뀌었기 때문이다. 어느 정도 성공을 거두고 프리랜서 의사가 되었지만, 그 지위는 영원한 것이 아니다. 오히려 지위가 높을수록 만년을 행복하게 보내기 어렵다. 특히 그 지위를 상사에게 아부하거나 동료와 경쟁하고 부하를 이용해 얻은 것일 때는 노년이 매우 외롭다는 것을 알게 되었다.

만약 아파서 입원해도 아부하던 상사는 이미 세상을 떠나서 병문안에 오지 못한다. 병문안을 오는 이도 없다. 반면 젊은 사람들과 원만하게 지내던 사람은 병문안 오는 사람이 끊이지 않고 병실은 웃음소리로 넘쳐난다. 재산이 많다고 해서 안심할 수는 없다. 치매에 걸리면 오히려 자녀 간의 재산 다툼이 심해지거나 자녀가 마음대로 명의를 바꾸는 경우도 있다. 실제로 그로 인해 재판하게 되어 내가 정신감정서를 작성한 적도 여러 번 있었다.

이런 경험을 통해 나는 출세나 명성에 집착하지 않게 되었고 돈도 쓸 수 있을 때 다 써야 한다고 생각한다. 그래서 와인을 사거나 자금을 투자해 영화를 제작하고 있다. 노인 정신과 전문의로서 지위나 직급, 돈에 집착하는 것보다 좋아하는 일이나 하고 싶은 일을 하며 살지 않으면 자기만 손해다라는 것을 온 몸으로 느꼈기 때문이다.

많은 치매 환자를 만나면서 치매에 대한 두려움도 사라졌고 나이가 들면 타인의 도움을 받거나 시설에 입소하는 것도 당연하다는 사실을 받아들이게 되었다. 치매는 신이 인간에게 준 행복일지도 모르니 치매에 걸리면 즐겨야 한다. 치매에 걸리면 체면이나 사회적 상식, 번거로운 일에서 해방될 수 있기에 자유를 마음껏 누릴 수 있다. 이런 삶을 실천한 사람이 작가 다나카 고미마사 씨다. 그는 도쿄 대학 출신으로 나오키상과 다니자키 준이치로상을 받았지만 "그냥 끄적였을 뿐"이라며 대폿집에서 술을 마시며 목적 없이 버스 타는 것을 즐겼다. 만년에는 더욱 그러한 삶을 즐겼으며 도라에몽의 노비타처럼 공터에 있는 콘크리트 토관에서 잠을 자기도 했다.

오늘날 이런 삶은 쉽게 이해받지 못하지만, 치매에 걸리면 가능할지도 모른다. 배회하면서도 의외로 잘 살아갈 수 있다. 그래서 언젠가 영화도 더 이상 찍을 수 없게 되면 방랑자의 삶을 살고 싶다. 약간의 돈을 들고 정처 없이 떠돌아다니며 좋아하는 음식을 먹고 술을 마시며 어떤 구속도 없이 내가 좋아하는 대로 사는 것이다. 그리고 어딘가에서 "치매에 걸려도 이렇게 편하게 살 수 있어요"라고 강연하고 그 강연료로 느긋한 삶을 이어간다. 그런 삶이 가능하다면 정말 행복할 것 같다는 꿈을 꾸곤 한다.

먼저 이 책을 읽어 주신 독자분들께 감사함을 전하고 싶다. 치매라는 말은 차별적으로 들릴 수 있어 일상에서는 사용을 꺼리는 경우가 있지만 오히려 "나도 치매에 걸렸네"라고 가볍게 말하며 나이 든 자신을 자연스럽게 받아들일 수 있는 것이 좋다고 생각한다. 치매를 병으로 보기보다는 나이 들면 치매에 걸릴 수도 있지라는 식의 가벼운 뉘앙스로 자연스럽게 말할 수 있는 분위기가 바람직하다고 생각한다.

이 책을 통해 독자들이 치매를 불필요하게 두려워하지 않고, 그 안에서도 행복을 발견할 수 있음을 알게 된다면 그것만으로도 나는 충분히 기쁠 것이다. 오랜 시간 노인 의료에 종사하며 느낀 점은 인간은 아무것도 할 수 없는 상태로 태어나 천진난만하고 귀여운 아기로 살아가다가 결국 다시 아무것도 할 수 없는 상태로 삶을 마감한다는 것이다. 그리고 그 마지막을 천진난만하게 맞이할지 괴롭게 원망하며 실패했다고 생각할지는 각자의 선택에 달려 있다. 물론 성격에 따라서 차이가 있겠지만 치매를 통해 다시 귀엽고 순수한 모습으로 돌아가는 것은 누구나 마찬가지이다.

치매에 걸린다는 것은 단순히 모든 것을 잊는 것이 아니라 세상을 바라보는 방식이 달라지는 것이다. 물론 슬픈 생각을 하면 슬프겠지만 살면서 알게 된 순수함을 방해하는 세속적인 필터들이 사라지면서 기쁜 일, 맛있는 음식, 아름다운 것도 순수하게 있는 그대로 100% 받아들이고 즐길 수 있게 된다.

노년에는 불안을 느끼기보다는 있는 그대로를 받아들이며 살아가는 것이 중요하다. 치매도 그중 하나이며 그렇게 받아들이면 마음이 한결 편해질 것이다. 나 역시 마지막에는 '현명한 히데키'가 아니라 '치매 히데키'로 삶을 마무리하고싶다.

와다 히데키

누구나 치매에 걸린다

초판인쇄 2025년 10월 31일
초판발행 2025년 10월 31일

지은이 와다 히데키
옮긴이 김현정
발행인 채종준

출판총괄 박능원
국제업무 채보라
책임편집 최정원
디자인 최가은
마케팅 문선영
전자책 정담자리

브랜드 라라
주소 경기도 파주시 회동길 230 (문발동)
투고문의 ksibook1@kstudy.com

발행처 한국학술정보(주)
출판신고 2003년 9월 25일 제406-2003-000012호
인쇄 북토리

ISBN 979-11-7457-160-1 03510

라라는 건강에 관한 도서를 출간하는 한국학술정보(주)의 출판 브랜드입니다.
라라란 '흥겹고 즐거운 삶을 살다'라는 순우리말로,
건강을 최우선의 가치로 두고 행복한 삶을 살자는 의미를 담고 있습니다.
'건강한 삶'에 대한 이정표를 찾을 수 있도록, 더 유익한 책을 만들고자 합니다.